薬も手術もいらない
奇跡の聴力回復法

耳は1分でよくなる!

日本リバース院長
今野清志

自由国民社

はじめに

「難聴」は、必ずよくなる

「あっ、聞こえる、ほんとうに聞こえる！」

「今、流れている音楽はジャズですか？」

「先生の声がよく聞こえます」

「孫と電話で話ができるようになったんです」

「あきらめないで、ほんとうによかった……」

聞こえるようになると、
患者さんたちの口から、思わずこうした声があふれます。

治療のあと、よく聞こえるため、
うれしさのあまり、つけてきた補聴器を忘れて帰る人さえいます。

「難聴」は、改善します。
決して、「治らないもの」でも、「治療法がない」わけでもありません。
また、**「耳が遠い」「聞こえづらい」のは、年をとった証拠ではありません。**

私の治療院の患者さんには、
97歳で現役の歯科医で、聞こえにまったく問題のない人もいれば、
わずか3歳で難聴になってしまう子どももいます。
難聴は不治の病でも、老化現象でもありません。
また、数少ない人がかかる、特別な病気でもないのです。

今や、子どもから大人まで、
なんらかの耳のトラブルを抱えている人は、
全国で2000万人もいるといわれています。

私は、そうした人たちに、

「聞こえが悪い」のは、いくらでも改善できる

ということをわかってほしくて本書を書いています。

原因を解消して、健康になる

私が治療のベースにしている中医学では、

体の不調には、必ずなんらかの原因があると考えます。
そして、体は一つひとつのパーツで成り立っているのではなく、全身がつながっているとされているのです。

私たちの体を一つの家にたとえてみましょう。

もし土台のネジが一つでもゆるんだら、
壁がゆがんで窓が閉まらなくなったり、屋根がずれて水漏れがしたりします。
そこで、窓枠のすべりをよくしたり、屋根に水漏れにシートをはったりしても、
土台から直さない限り、いずれまた同じトラブルが発生します。

中医学では、こんなときには、
家全体をチェックして、土台のネジのゆるみを直そうとするのです。
すると、窓枠の問題だけでなく、屋根の水漏れも解消します。

人間の体でも同じことです。

聞こえが悪いという症状があったら、何が原因かを見極め、根本から治そうとするのが中医学です。

そうすることで、耳トラブルの改善だけでなく、体の健康状態もぐんとよくなるのです。

「貴聴」な聞く力を大切にしてほしい

言葉を聞き、コミュニケーションがとれるのは、音が聞こえるおかげです。
私は聞く力を、貴重な
「貴聴」

と呼んでいます。

あるとき、私は、こんな体験をしてから、
より「貴聴」な力を大切にしてほしいと願うようになりました。

私が母を介護していた頃の話です。

あるとき、ひさしぶりに母の好きなケーキを買い、二人でお茶を飲んでいました。
「そろそろ、仕事に行く時間だから……」
と支度を始めた私に、めったにそんなことをいわない母が

「もう少しそばにいてほしい」

というのです。

近づいて手を握った私の耳に、母は絞るような声で、

「今まで生きててよかった、ありがとう」

といいました。

「えっ、どうしたの？　なんていったの？」

と聞き返した私に、母は、もう一度

「ありがとう」

といいました。

そのとき私は、「急に、どうしたんだろう」と思いながらも、

「それよりも、元気で長生きしてね。じゃあ、忙しいから仕事に行くよ」

といって、その場を立ち去ったのです。

翌日に母は倒れ、亡くなりました。

このときの「生きててよかった、ありがとう」という言葉が、今でも耳から離れません。

私は、一人でも多くの人に、この力を取り戻し、

記憶に残る音や言葉を重ねていってほしいと思っています。

目次

第1章　耳は気づかないうちに悪くなる　19

第3章 耳をよくするには腸をよくしろ　69

第4章 1分で耳がよくなる今野式7つのトレーニング

第5章 脳は好きな音しか受け入れない　121

第6章 耳がよくなると人生がよくなる 145

第1章

耳は気づかないうちに悪くなる

あなたももしかしたら難聴かもしれない

もしあなたが、

「視力はどれくらい?」

と聞かれたら、

「両方とも0・1以下」とか「両目で0・8だから、なんとか車の運転ができるくらい」

など、ある程度、具体的に答えられるはずです。

ところが、

「耳はどれくらい聞こえている?」

と聞かれても、

「う〜ん、生活には困らない」「普通に聞こえていると思う」など、かなり曖昧《あいまい》な答

しかできないのではありませんか?

健康診断で、耳に片方ずつヘッドホンをあて、「ピーッ」という音が聞こえるか聞こえないかの検査をしたことがある人も多いでしょう。

この検査では、たいていの場合、高音と低音、4000Hzと1000Hzの音でチェックします。

しかし、ほんとうの聴力を知るためには、125Hz、250Hz、500Hz、1000Hz、2000Hz、4000Hz、そして8000Hzと細かく調べなければなりません。

こうした**健康診断での聴力検査では、あなたが今、どのくらい聞こえているかを、詳しく測定していません。**一般的に、大きな問題があるかないかを、ざっと確認するためだけのものなのです。

また、人間が相手の話を聞くときは、耳が言葉をキャッチしているだけではなく、相手の表情や口の動きを読んだり、話の流れから推測したりもしています。

そこで、少しくらい聞こえが悪くても、気づかないことが多いのです。

このように、どのくらい聞こえるかについては、私たちはあまり注意を払っていません。そのため近年、自分がどれだけ聞こえているか知らないまま、気づかぬうちに、どんどん耳が悪くなる人が増えているのです。

あなたも日常生活で、次のような経験はありませんか？

- **テレビのアナウンサーが話すことは理解できても、バラエティタレントのしゃべりがわからない。**
- **知っている内容なら大丈夫でも、聞いたことがない話だと聞き取れない。**
- **早口で話す人は、声が大きくてもわかりづらい。**
- **呼びかけられたのに、気づかずにいることが少なくない。**
- **静かな場所なら問題ないが、まわりが騒がしいと何度も聞き返してしまう。**
- **きちんと聞き取れずに、あいまいに「そうだね」と返事することがある。**

耳が遠くなるだけが、難聴なのではありません。
こうしたことに、ひとつでも思い当たれば、あなたの聴力は衰え始めているといわざるを得ないでしょう。

聞こえないのではなく、聞こえづらいのが難聴

ここでひとつ、誤解を解いておきたいのが、**「難聴」とは、音がほとんど聞こえなくなる病気ではなく、音が聞こえにくい状態を指す**ということです。

近視や遠視などで、ものが見づらくなると同じように、何らかの原因で聞こえが悪くなるのが難聴です。

ですから、**難聴は、特別な病気でも何でもなく、誰にでもなる可能性があるものなのです。**

日本では、身体障害者として認められた、聴覚障害者の数は統計がとられています。
しかし、「障害」として認定されていない、難聴の人の数は把握されていません。

どのくらいよく聞こえるかの基準は、**デシベル（dB）**という単位で表されます。

日本で聴力障害者として認定されるには、
・両耳が70dB以上の音でないと聞き取れない
・片耳が50dB以上、そしてもう片方が90dB以上でないと聞こえない
などの基準があります。

ところが、欧米などでは、平均聴力が40dBを超えると聴覚障害と見なされる国が多く、世界保健機関（WHO）でも、「41dBを超えたら、補聴器の装用を推奨」とされています。

日本の基準は、世界に比べてかなり高い数字なのです。

そのため、多少聞こえが悪くても、人の声が聞き取れなくなるほど悪化しない限り、難聴ではないと考える風潮が広まってしまったのかもしれません。

ついついボリュームを上げていませんか？

病院で検査をして、「正常」と診断されるのは、30dBより小さい音が聞こえる場合です。

30dB～40dBの音から聞こえるようになる人は「軽度難聴」、
41dB～70dBの音から聞こえるようになる人は「中度難聴」、
71dB～90dBの音から聞こえるようになる人は「高度難聴」、
91dB以上の音でないと聞こえない人は「重度難聴」とされています。

（※分類のしかたは、これ以外にもあります）

デシベルという単位は馴染みがないため、なかなかイメージしづらいかもしれませんね。

もっと、わかりやすく説明しましょう。

私たちはだいたい、30〜60dBくらいの音で会話をしています。

ですから、「正常」の範囲である、30dB以下の音が聞き取れるのは、**ひそひそ小声で話しているのも聞こえる**ということです。

「軽度難聴」は、普段はあまり困ることはないけれど、小さな声は聞こえにくいレベル。また、相手との距離が5〜6mメートル離れると、聞きづらくなります。

「中度難聴」になると、「もっと大きな声で話してほしい」と思うことが多くなります。後ろで会話していても気づかないこともあるでしょう。また、無意識にテレビや音楽のボリュームをあげていて、「音がうるさい」といわれます。

「高度難聴」では、大きな声や耳元で話してもらわないとわからなくなり、病院などで呼ばれても気づかないなど、日常生活に支障をきたすことが多くなります。

難聴のレベル

〜30dB	正常	・問題なく聞こえる。 ・ひそひそ話が聞こえる。 ・10人以上の人がいても、話をするのに困らない。
30〜40dB	軽度難聴	・小さな声や雑音が多い場所では、聞き取りづらいと感じる。 ・会議などで同時に発言されると困ることがある。
41〜70dB	中度難聴	・テレビの音が大きいといわれることが多い。 ・大きな声で話さないと聞き取りづらい。
71〜90dB	高度難聴	・耳元で話さないと聞こえない。 ・大きな声でも聞き取りにくいことがある。
91dB〜	重度難聴	・耳元で話しても聞こえない。 ・大きな声でもなかなか伝わらない。

「重度難聴」になると、大きな声で話しかけられても聞き取りづらく、車のクラクションも聞こえにくくなります。

この基準に従うと、**年齢に関係なく、テレビや音楽の音が大きく、まわりからしょっちゅう「うるさい」と言われる人は、すでに中度の難聴になっている可能性が高い**といえるのです。

耳鳴りは耳が悪くなっているサイン

キーンと響く金属音やジジジーッというせみの鳴き声のような音、そして、ピーッという電子音などが聞こえ、しばらくしたら消えていく耳鳴り。

短時間で終わる耳鳴りは、誰でも経験したことがあると思います。

しかし、最近では、もっと頻繁に耳鳴りが起こり「日常生活の妨げになる」と、相談に来る方も増えています。

耳鳴りの原因は、現在でも特定されていません。

耳鳴りは、疲れや睡眠不足、鼻炎などが原因で、耳管の状態が不安定になり、起こることがあります。

ストレスが重なると、耳にある、音を伝えやすくする有毛細胞が摩耗して、耳鳴りになることもあります。

また、内臓など、体のほかの器官の不調が原因で、血流が悪くなり発生するケースもあります。

さらに、聞こえづらくなった音を、脳が補おうとして、耳鳴りを起こすことがあるともいわれています。

いずれにしても、しょっちゅう耳鳴りに悩まされるのは、耳の機能が衰え始めているということです。

一説によると、「耳鳴りの9割には難聴が伴う」ともいわれています。

耳鳴りは「気にしないようにすればすむ」ものではありません。

耳鳴りは「耳が悪くなっているサイン」だと受け止め、きちんと対策をとるようにしてほしいのです。

仕事ができないのは、耳が遠いせいかも

私は、**聞こえづらいのを放っておくことは、足先に刺さったトゲをそのままにしておくのと同じだ**と考えます。

「トゲくらい、たいしたことない」

「そのうち、自然ととれて行くよ」

などと考えてそのままにしておくと、なんとなく、いつも足に違和感を感じるはずです。

そして、本人はそう思っていなくても、意識が足先に向いてしまいますから、集中力は確実にダウンします。

また、ゴロゴロしたり、チクチクしたりすることにいら立ち、まわりの人たちに、普段とは違う態度をとってしまうかもしれません。

さらに、ほんの少しの足の痛みでも、自然とかばいたくなりますから、動きが消極的になり、「だらけている」「やる気がない」と思われる可能性だってあるのです。

聞こえが悪いと、人の話を正確に理解することができません。

何度も聞き返していると、面倒だと思われてしまうこともあるでしょう。

また、聞き落としてしまったことが、業務上での重大なミスにつながるかもしれません。

聞こえが悪く、仕事でのミスを恐れて補聴器をつけた、30代の男性がいました。ところが、せっかくの補聴器も調整が難しく、なかなか思うように聞こえなかったといいます。

相手の声は聞こえても、別の言語を話しているようで、内容がまったく聞き取れない。また、会議のときにペンを落としたり、コップをテーブルに置いたりする音ばかり拾ってしまい、話している内容がまったく理解できなかった。

そんなことが何度も繰り返されたため、この男性は、「もっと根本的に治療できないか？」と、私の治療院を訪れました。

生活習慣を改善し、さまざまなエクササイズを行って半年以上経った後、この男性は「聞こえるようになって、仕事に前よりずっと積極的に取り組めるようになったんです」と、報告に来てくれたのです。

嫁姑のトラブルも聞こえないのが原因？

ご近所の人が、ひそひそ話しているのが聞こえない。

そんなことが続くと、あなたは「もしかしたら、自分の悪口をいっているのかもしれない」と、気になってしまうかもしれません。

また反対に、「おはようございます」と挨拶をしても無視されたら、「嫌われているのかしら？」と、心配になるでしょう。

「補聴器をつけていなくても、年齢を重ねていなくても、聞こえづらい人がいる」ということを、ほとんどの人は知らないため、実際にトラブルに発展することが少なくありません。

旦那さんのお母さんと暮らしている女性が、「話しかけても知らん顔される」「こっちを見るのだけど、返事をしてくれない」と、悩んで相談を受けたことがあります。

「お義母さんに、健康診断だからといって、一度連れてきなさい」といったところ、やはり、中程度の難聴だったことがわかりました。

お義母さんは、「まだ、自分はそんな年じゃない」と思い、聞こえづらいことを認めたくなかったのです。

実際には、お嫁さんの声が聞こえていないことが多かった。

そして、お嫁さんが自分を見ていても、話しかけているのかどうか、また、何をいっているのかわからないため、返事ができなかったのです。

しかし、お嫁さんがそのことで心を痛めていたと知り、治療に通うようになりました。

まわりの人とどうもコミュニケーションがうまくいかない……。

そんなときは、「どちらかが聞こえづらいのではないか」と疑ってみてもいいかもしれません。

難聴によってリスクが高まる病気がある

聞こえが悪くなると、まわりとのコミュニケーションがとりづらくなるだけではありません。

話が通じないと口数が少なくなり、自分の世界にこもるようになります。

すると、何ごとにも無気力になり、うつのような症状を示すことも少なくないのです。

また、聞こえづらいと、脳への刺激も薄れます。

すると、子どもだったら発達障害、高齢であれば認知症になるリスクも高くなるのです。

非常に多くの患者さんが、聞こえるようになったら、

「気持ちが明るくなった」

「積極的になった」

「よくしゃべるようになった」
「外にでかけるようになった」
といいます。

ある95歳のおばあちゃんは、聞こえがどんどん悪くなり、家族ともほとんど話をしなくなりました。

「もう年だから、何をやってもムダ」とあきらめて、1日中、テレビの前に座って、ぼんやりするようになってしまったそうです。

ところが、お孫さんがお誕生日に補聴器をプレゼントしてくれたので、試しにつけてみました。

すると、思った以上によく聞こえたのだそうです。

そこで、**「聞こえると楽しい」**ということを実感したおばあちゃんは、娘さんに頼んで、さまざまな治療法を探すようになりました。

そして、私の治療院に通うようになったのです。

このおばあちゃんは、耳の治療をしていくうちに、どんどん欲が出てきて、「耳だけでなく体も元気でいたい」と思うようになったといいます。

そして、公園を散歩して、話し相手を見つけたり、ストレッチ教室に通ったりするようになって、以前よりぐっと元気になったそうです。

潜在的な難聴の数はおよそ2000万人？

耳にトラブルを抱える人の数は、皆さんが考えるより、はるかに多いと私は思っています。

5年ごとに行われる厚生労働省の調査では、平成23年度の聴覚障害者数は、65歳未満で6万6800人、65歳以上で17万5400人、合計で、24万2200人となっています。

ですがこの数字は、実際に耳のトラブルに悩む人の、ほんの一部の数でしかありません。

実は、日本以外の基準に従い、**40dB以下の音が聞き取れない人も難聴と定義するなら、2000万人を超えるともいわれている**のです。

2000万人がどれくらいの数か、想像もつかないという人のために、例をあげてみましょう。

中高年になると気になる、生活習慣病のひとつに、血液中のコレステロールや中性脂肪が増える、**高脂血症**があります。

皆さんのまわりでも「検査でコレステロール値が悪かった」「中性脂肪が多かった」といった人の話をよく聞くかと思います。

この高脂血症の患者数は、日本全国で推定2000万人といわれています。

また、肥満者や若者にも増えつつある、**糖尿病**。

よく耳にする病気のひとつですが、糖尿病の可能性が高い患者と、糖尿病の可能性を否定できない人の数が、あわせておよそ2000万人と推測されています。

こうして身近にある、病気と同じくらいの患者数がいると予測されるのが、難聴なのです。

子どもの難聴も急増している

また、難聴は決して「お年寄りの病気」「年をとったからなるもの」ではありません。

近年では、10代の若者や、もっと小さな子どもの患者も急増しています。

ある日、私の治療院に、3歳の男の子が、お母さんに連れられてやってきました。

それまでは、何の問題もなく聞こえていたのに、ある日を境に、呼んでも振り向かなくなったのです。

「一時的なものかもしれない」と様子を見ていたのですが、回復する様子がないので、お母さんが病院に連れて行きました。


病院での診断は、「先天性のものだから治らない」とのこと。

「これまで聞こえていたのだから、そんなはずはない！」と思ったお母さんは、7つ以上の病院を巡りました。

ところが、どこでも改善の見込みはないといわれてしまいます。

途方に暮れて、最後に私の治療院に駆け込んできたのです。


私が治療のベースにする、中医学では、体の不調には必ず原因があると考えます。

聞こえていたものが聞こえなくなったのには、理由があるはずです。

ただ、**難聴の原因はひとつでないため、見極めるのが簡単ではありません。**

しかし、原因がたくさんあるということは、**治療の方法もひとつではない**ということです。

本書でも、難聴に効果があるエクササイズやマッサージを、後ほどご紹介しています。

同じ方法をお母さんに教えたところ、

「なにもしないよりは、やったほうがまし」

そう考えたこのお母さんは、少しずつマッサージをしてあげたり、子どもと一緒にエクササイズしたりと、たくさんの方法を試し始めました。

そして、1年半を過ぎるころには、この男の子の耳は、元どおりに聞こえるようになったのです。

難聴の原因はＭＲＩでもわからない

多くの耳鼻咽喉科では、外耳、中耳、内耳から脳へ伝わる、「聞こえるシステム」のどこかに障害が起きることで、難聴になると考えます。

そこで、「聞こえが悪い」と訴える患者さんの、耳を徹底的に検査します。

しかし残念ながら、**耳のまわりをどれだけ調べても、腫瘍があるなどのケース以外は、原因がわからないことが多いのです。**

原因がわからなければ、打つ手はありません。

そんなとき、どうするかといえば、たいていの場合は、患者さんがある程度の年齢であれば、「老化現象ですから、仕方ありませんね」といい、まだ若ければ「経過観察しましょう」となります。

また、突発性難聴のような、すぐに何かしらの手当が必要な状況のときは、炎症を抑えるステロイド剤を代表とした薬が処方されます。

メニエール病の疑いがあるときは、浸透性利尿剤が、内耳に問題がありそうなときは、血流改善薬が出されることもあるでしょう。

ところが残念ながら、こうした薬も効果がある人とない人に分かれます。

なぜ難聴には、痛み止めのように、必ず誰にでも効果がある薬がないのでしょうか？

もちろん薬自体には、決まった作用があります。

しかし残念ながら、難聴の場合、原因をひとつに絞ることが難しいため、症状が改善しないケースも少なくないのです。

薬では改善しない場合、患者さんは、

「治療や手術など、なにかほかに打つ手はないか」

と考え、もっと大きな病院をたずねます。

そして、さまざまな可能性を考慮して、ＣＴやＭＲＩの検査を受けます。耳や体の状態を精密にチェックしても、残念ながら、内耳や鼓膜の形状が変化しているのが原因でない限り、難聴の理由は見つかりません。

困り果てた患者さんが、最後に頼りにするのが、私たちのような東洋医学の治療院なのです。

聞こえづらさを隠している人も多くいる

私たちの身の回りには、「近視でメガネをかけている」人は多くいても、「難聴で補聴器をつけている」人は、ほとんど見かけません。

それには、まず、自分が難聴だという自覚がなく、ほったらかしにしている人が多いことが、理由にあげられるでしょう。

また、「補聴器をつけて、まわりに知られたくない……」と考える人も、少なからずいるからです。

ある調査では、難聴と診断されて補聴器を購入しても、実際に使っているのは4人に1人というデータがあります。

私の治療院に来る患者さんでも、かなり聞こえが悪くて困っているのに「まわりと問題を起こしたくない」「仕事を辞めなければならなくなったら、どうしよう……」といった気持ちから、最低限必要とされる場面ですら、補聴器をつけない人がたくさんいます。

また、こうした人たちは、自分の聴力に問題があることが、隠さなければならない、肉体的な欠陥であるかのように感じ、なかなかまわりには言い出せずにいます。

私は本書を出版することによって、こうした状況を少しでも改善したいと思っています。

たとえば、事故にあって足を骨折したとします。

あなたは、そのことを恥ずかしいと思い、できるだけまわりに気づかれないようにしようとするでしょうか？

そんなことはないはずです。

まわりの人たちに知らせ、回復に負担がないよう配慮してくれれば、素直に受け止めるでしょう。

健康診断で血圧が高いことが見つかっても、決して「まわりに迷惑をかける」「仕事をしていくうえで不利だ」とは考えずに、人に伝えることに抵抗はないはずです。

難聴も同じように、もっと受け入れられるようになってほしいのです。

まわりの人に伝えることができれば、仕事のときは、メモを取って確認したり、状況が許せば話の内容を録音したりすれば、間違いを防げます。

日常生活でも、なるべく近くで話しかけてもらったり、顔を見ながらゆっくり話したりすることで、コミュニケーションがとれるはずです。

難聴というのは、程度の差こそあれ、誰にでもなる可能性があるということを、知ってほしい。

そして、自分もいつなるかわからないと考え、聞こえづらさがある人に理解を示してほしいのです。

第2章

耳はスーパー精密機械

音は空気の振動で伝わっている

私たちは主に耳で音を聞いていますが、実は、耳以外でも音を知覚しています。

誰でも、後ろから人が近づいてきたとき、足音がしなくても、ハッと気づいた経験があるはずです。

これは、空気の振動を肌が感知して起こります。


音とは、そもそも空気の振動のことです。

水たまりに石を投げ込むと、そこから波が起こり、円を描いて拡散していきます。

音が出ると空気の圧力が変わり、水たまりの波のように広がって伝わるのです。


振動を伝えるのは空気だけではありません。

水や金属、空気以外の気体でも、振動が伝わるものがあれば、音を聞くことができます。

象は、地面を伝わる振動を足の裏でキャッチして、骨を通して耳でさまざまなことを聞き分けるといわれています。

この能力で、何キロも離れた場所にいる、仲間とコミュニケーションをとったり、30キロ以上の距離がある土地の、雨などを知ったりしているのです。

人間の骨も、音を伝える物質のひとつです。

実は私たちは、骨に伝わる振動でも、音を聞いています。

テープや映像に録音された自分の声が「普段、聞いているのと違う！」と思ったことはありませんか。

これは、**私たちは日常、空気を伝わる自分の声と、頭蓋骨の振動で伝わる自分の声を同時に聞いている**のに、記録された声は、空気を伝わった音だけだからです。

「骨伝導ヘッドホン」が開発されていることからも、骨からも音が伝わることがわかるでしょう。

耳のしくみはこんなに精密！

ではここで、耳のつくりと役目を簡単にご説明しましょう。

耳は大きく、**外耳《がいじ》**、**中耳《ちゅうじ》**、**内耳《ないじ》**の３つにわけられます。

空気を伝わってきた音は、まず、外耳の**「耳介《じかい》」**で集められます。

耳に手をあてると、音が聞こえやすくなりませんか。

この手と同じように、音を集める役目をしているのが、「耳介」です。

「耳介」で集められた音は、**「外耳道《がいじどう》」**を通ります。

「外耳道」は、ラッパの管のように音を共鳴させ、一定の音域の音を増幅して聞きやすくして**鼓膜《こまく》**に届けます。

ちなみに、多くの人は「鼓膜」を、ピンと張りつめているものだと思っていますが、

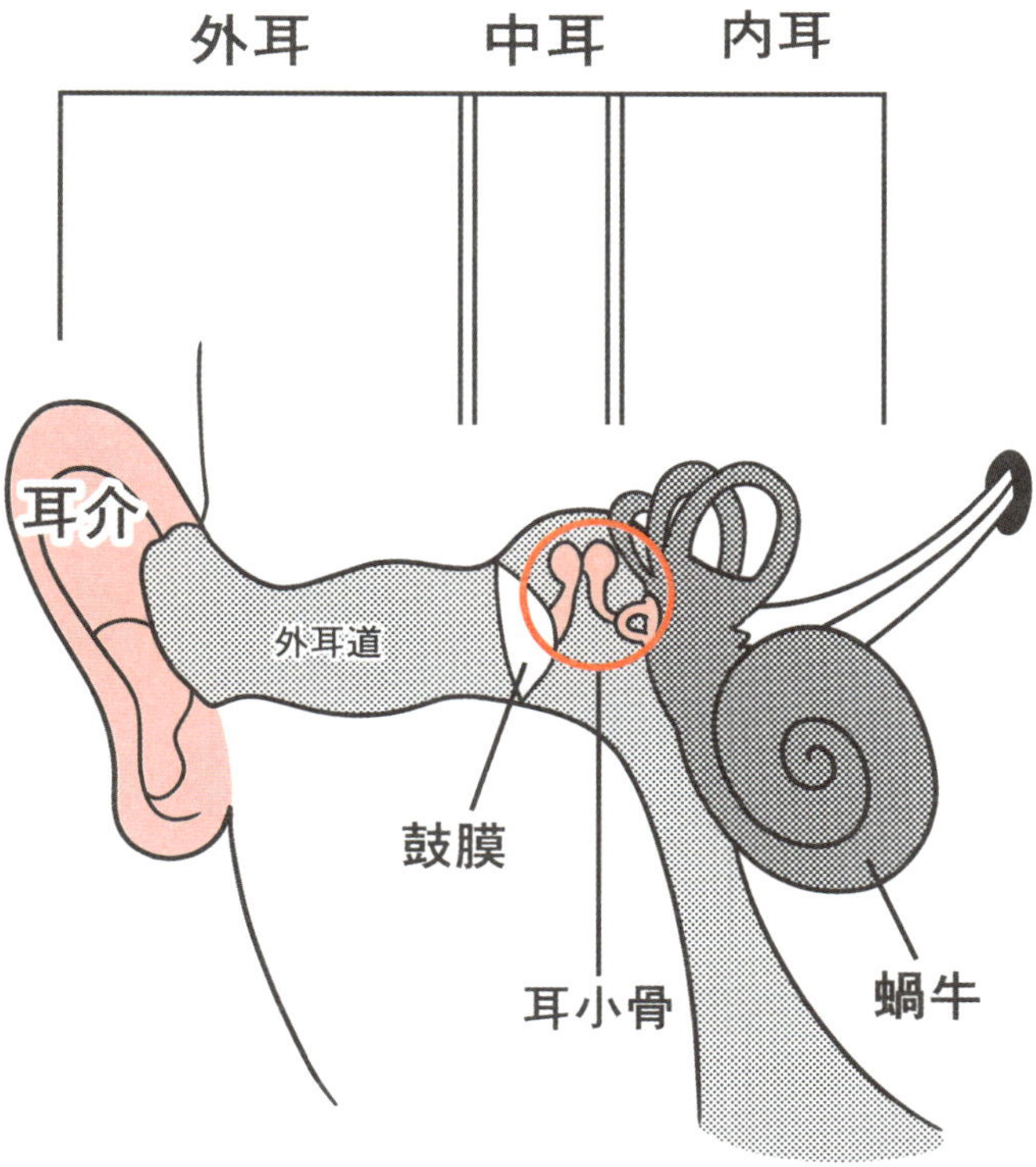
外耳
中耳
内耳
耳介
外耳道
鼓膜
耳小骨
蝸牛

実は「鼓膜」は、音を集めやすいように、中耳に向かってへこむ、円錐形をしています。

次に、「鼓膜」に伝わった音は、中耳の**「耳小骨《じしょうこつ》」**（ツチ骨、キヌタ骨、アブミ骨）と呼ばれる、3つの小さな骨を振動させて、奥へと伝わっていきます。

この3つの骨も、ただ音を送り込んでいるだけではありません。

鼓膜の振動を、約3倍に増幅しているのです。

大きくなった音は、カタツムリのからのように、渦をまいた形の**「蝸牛《かぎゅう》」**に伝わります。

「蝸牛」の中はリンパ液に満たされており、音はこの水たまりを揺らします。

すると、「蝸牛」の中にある、有毛細胞が刺激されて動き、電気信号を発生させます。

そして、電気信号が脳に伝わることで、「音が聞こえる」のです。

耳はこうして、外から見ているだけではわからない、複雑で精巧な働きを担っています。

人間の体の中でも、飛び抜けてデリケートな、精密機械のひとつだといっていいでしょう。

運動選手はなぜ目が回らない？

内耳には、蝸牛のほかに、体の平衡感覚を司る働きをしている、**「三半規管《さんはんきかん》」**と**「前庭《ぜんてい》」**があります。

回転する動きは三半規管が、そして直線的な動きや重力などは、前庭にある**耳石器《じせきき》**が感知します。

三半規管は、名前の通り、半円形をしたチューブ状の、３つの半規管です。

三半規管の中は、リンパ液で満たされており、頭や体が回ると、リンパ液も動きます。

そして、リンパ液の動きの速度や方向を感じ取った**有毛細胞《ゆうもうさいぼう》**が、電気信号に変えて脳に伝えます。

三半規管の中の、リンパ液の回転は、体が止まってもしばらくはそのままです。そのため、回転していて急に止まると、目が回るのです。

遊園地にある、コーヒーカップを激しく回転させて、降りるときにフラフラしたことがある人もいるでしょう。

ではなぜ、フィギュアスケートの選手のように、クルクルと回転し続けても、目が回らない人がいるのでしょう。

それは、体を回転させるとき、リンパ液が回らないようにする頭の動かし方を身につけるからだといわれています。

そのため、練習していない方向に回ると、やはり目が回るのだそうです。

耳石器は、炭酸カルシウムでできた、2つの結晶で構成され、頭や体の傾きを感知します。

頭や体を傾けたとき、この2つの結晶である耳石器がずれて、隣接する有毛細胞がそれを脳に伝えます。

また、耳石器は、体の傾きだけでなく、重力や遠心力がかかったときもずれを生じ、体がどの方向に動いているのかを、有毛細胞に知らせます。

こうして**私たちは、三半規管と耳石器の働きにより、体のあらゆる方向の動きを感じとり、バランスを保っています。**

平衡感覚が乱れると、めまいや吐き気などの症状がでることがあります。

車酔いの原因も、平衡感覚のバランスが崩れて起こるのではないかともいわれています。

伝音性難聴は比較的治りやすい

では、こうした耳の構造と働きの、どこがどのように難聴とかかわっていると考えられているのでしょうか。

難聴は、聞こえなくなる原因があるとされる部位によって、大きく2種類に分けられます。

外耳から中耳までの、振動を体内に伝える伝音機能を持つ部位に問題があるのを**「伝音《でんおん》性難聴」**といい、そして、内耳から神経につながる、振動を電気信号に変えるパーツに機能障害が発生して起こるのを**「感音《かんおん》性難聴」**といいます。

また、この2つの機能、両方にトラブルがあると考えられる難聴もあり、それは**「混合性難聴」**と呼ばれています。

伝音性難聴の原因は、無理に耳あかをとろうとして鼓膜を損傷した、また、耳あかがたまりすぎて外耳道をふさいでいるといったことが多くあります。

さらに、良性の腫瘍や、中耳炎などの感染症などからもなることがあります。

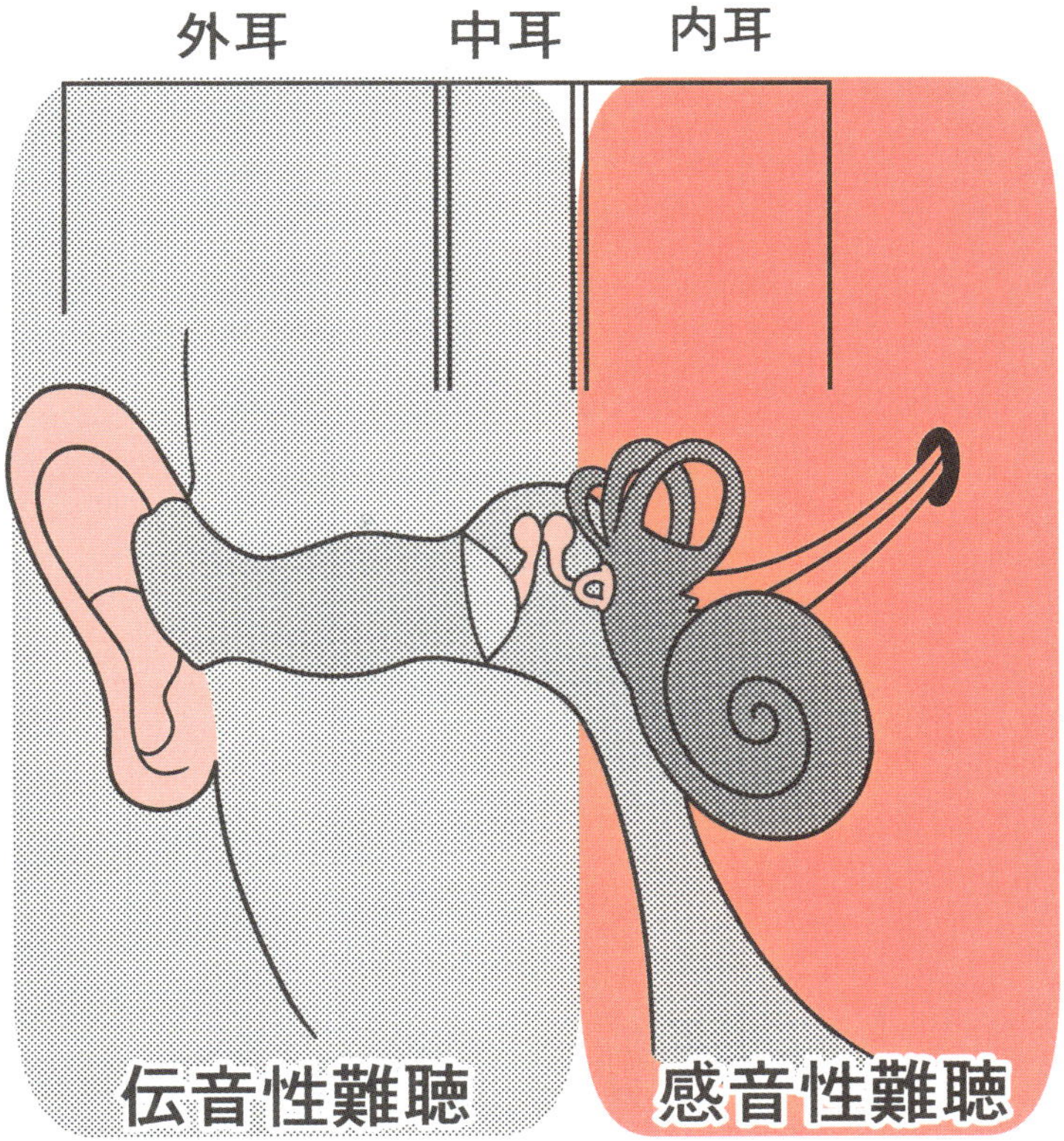
外耳
中耳
内耳
伝音性難聴
感音性難聴

伝音性難聴は、手術などを含めた治療で、比較的、改善の可能性が高くあります。

また、聞こえ方の特徴としては、小さい音が聞き取りづらく、大きくすれば聞き取りやすくなることが多いようです。

そこで伝音性難聴の場合、補聴器を使うことで、聞こえがよくなるケースが少なからずあるのです。

感音性難聴が治りにくい理由

伝音性難聴と比べ「治りにくい」とされるのが、感音性難聴です。

耳鼻咽喉科をまわっても、「老化だから治らないといわれた」「治療をしてもよくならない」難聴の多くが感音性難聴です。

そして、**私の治療院に来る、患者さんのほとんどが感音性難聴なのです。**

感音性難聴がなぜ、治りにくいのか。

一番大きな理由は、耳あかや腫瘍のように、原因が目に見えるものではないからです。


レントゲンやＭＲＩをとっても、耳の構造に問題はない。

また、血液検査をしても、何も見つからない。

実は血液検査は、ウイルスに感染しているかどうかはわかりますが、難聴の場合、ほかの病気のように、「難聴になりやすい数値」などは確立されていませんから、なぜ聞こえづらくなっているかはわからないのです。


原因がわからなければ、治療はできません。

そして、治療をしなければ、症状は改善されません。

こうした理由から、感音性難聴の患者さんは、治りにくいといわれるのです。

また、感音性難聴の場合、小さい音が聞き取りにくいだけでなく、雑音などの聞き分けができない、音は聞こえても言葉が聞き取れないなどの症状が多くみられます。
そのため、補聴器をつけてもあまり役に立たないのです。

片耳が聞こえづらくなる突発性難聴

近年、とくに増加の傾向にあるのが、**突発性難聴**です。芸能人やミュージシャンなどでなる人が増えているので、病名を聞いたことがある人もいるでしょう。

突発性難聴は、この10年間で約1・5倍に増えているといわれています。

突発性難聴は、名前の通り、それまで耳の病気を経験したことない人が、明らかな原因もなく、突然、聞こえづらくなる症状です。めまいや耳鳴りを伴うことも多くあります。

突発性難聴は、多くの場合、片耳だけに発症します。
また、何度も繰り返すことは少なく、たいてい、一度だけ発症します。
しかし、だからといって、油断してはいけません。

突発性難聴の場合、いっきに聴力が落ちることが多くあります。
そのため、何週間もそのままにしておくと、回復しづらくなってしまうのです。

突発性難聴は、徐々に悪化するものではなく、ある日突然起こるため、「朝起きて歯を磨いていたら、聞こえなくなった」「仕事で徹夜した翌日、夕方5時ごろ、耳が詰まるようになった」など、聞こえなくなった瞬間を、具体的に覚えていることがよくあります。

そうして、**聞こえづらさに気づいたら、「一時的なものかな?」と放っておかず、一刻も早く、病院で検査をしてください。**
そして、病院や治療院で、納得のいく治療を受けるようにしましょう。

メニエール病と難聴の違いはなに？

メニエール病は、グルグル回るめまいと、通常は片耳の難聴や耳鳴りが起こる、厚生労働省の特定疾患に指定されている病気です。

メニエール病の原因は不明です。

しかし、メニエール病の患者さんは、内耳にある、内リンパ液が過剰になる、内リンパ水腫になっている人が多いことから、内リンパ水腫が原因のひとつではないかと考えられています。

また、内リンパ水腫の根底には、ストレス、睡眠不足、疲労、気圧の変化、まじめな性格などがあるといわれています。

初期の症状が似ていることから、メニエール病は、突発性難聴との識別が難しいことがあります。

しかし残念ながら、**メニエール病には診断の決め手となる、特定の検査法がないため、患者さんは、病歴や症状、そして生活習慣などを、医師にしっかり伝える必要があります。**

メニエール病のめまいの発作は、短くても10分、長いと数時間も続き、立っていられないほど激しいこともあります。

めまいと同時に、もしくは、めまいが起こる少し前から、難聴や耳鳴りを伴い、めまいが激しくなると、吐き気、動悸、腹痛などが起こることもあります。

めまいが収まると、こうした症状も消えていきますが、何度もめまいの発作を繰り返すと、難聴や耳鳴りが悪化していきます。

また、以前は女性がなりやすいものだと思われていましたが、最近では、働き盛りの30〜50代の男性の発症が目立ってきているのです。

ヘッドホン難聴も増えている

近年、注目されているのは、携帯型音楽プレーヤーやスマートフォンなどで音楽を大音量で聞く人がなりがちな**「ヘッドホン難聴」**です。

人が出せる、一番大きな声が80dBくらいといわれています。

普通は、それ以上の大きな音が「騒音」になります。

ところが多くの人は、ヘッドホンで音楽を聴くとき、「大きな声で呼びかけられないと聞こえない」程度に音量を上げています。

このときの音量は、平均して80dBになりますから、**日常的にヘッドホンで音楽を聴いている人は、騒音を毎日、耳にしているのと、同じことになるのです。**

大きな音を聞いていても、人間の聴力は16時間ほど休ませると、たいていの場合は回復するといわれています。

ところが、ヒマさえあればヘッドホンを耳にしていると、疲れが癒される時間がありません。

筋トレだって、同じ筋肉を使うのは、１日おきがベストといわれています。

疲れたまま、無理にトレーニングしても、故障の原因になるだけだからです。

耳の細胞も同じです。

毎日、一方的に大きな音を聞かされ続けると、疲れ果てた有毛細胞が、損傷してしまいます。

そして、少しずつ、難聴が進行してしまうのです。

「若いころは音楽をよく聞いたけど、最近は聞くことがなくなった」という人も、決して油断はできません。

初めて携帯型音楽プレーヤーの「ウォークマン」が発売されたのは１９７９年です。

当時、夢中になって音楽を聴いていた世代は、今や40代、50代です。

騒音性難聴は、見た目ではわかりませんし、気づかないうちに進行していることが多いもの。

聴力が落ちている自覚がないまま、ほかの難聴の原因が重なると、あっという間に悪化してしまうことも考えられるのです。

第3章

耳をよくするには腸をよくしろ

誰も知らない「難聴の三大原因」とは？

伝音性難聴はともかく、感音性難聴の多くは、一般的に原因不明といわれています。難聴は、ほんとうに、どうしてなるのかわからず、治療法も確立されていない、難しい病気なのでしょうか？

私が治療のベースにしている中医学では、体に何らかの症状がでるときは、必ず原因があると考えます。

では、いったい中医学では、難聴はどこに原因があると考えるのでしょう。

難聴の原因の前に知っていただきたいのが、中医学では、**人間の体は、パーツの寄せ集めで成り立っているのではなく、全身がつながっている**とされているということです。

ですから、耳の働きが衰えている理由は、耳だけでなく体のほかの部分にもあると考えます。

そして、脈や体の動かし方、内臓の調子まで診て、体全身から症状の原因を見極めようとするのです。

体の状態は一人ひとり違いますから、たとえ、「聞こえづらい」という、同じ症状がある人でも、少しずつ理由は異なります。

ただ、耳にトラブルがある人たちには、必ず、ある共通の体の不調が存在します。

それがどんな状態なのか、代表的な３つを、ここでご紹介しましょう。

①血流の悪化

耳が悪くなる、最大の原因は、血流の悪化です。

最新の研究では、私たちの体は、約37兆個の細胞からなるといわれています。

人間は、骨の細胞が活動しているから、体を支えることができ、筋細胞がせっせと働いているから、体を動かすことができます。

そして、目の細胞や耳の細胞が、イキイキと活躍するからこそ、ものを見たり、音を聞いたりできるのです。

細胞は、栄養素を酸素で燃やしてエネルギーを生み出しています。

そして、すべての細胞が必要とする栄養と酸素は、血液によって運ばれているのです。

ですから、何らかの理由で血流が衰えると、細胞はたちまち栄養不足に陥ります。

血流が不足したとき、ダメージを受けやすいのは、細かな働きをするためにたくさんの栄養を必要とする器官です。

そのひとつが、耳なのです。

②内臓疾患

中医学では、生命エネルギーである「気・血・水」の巡りをよくすることが、健康になるための基本であるとされています。

簡単に説明すると、
「気」とは、体を動かす、基本的なエネルギーであり、生命活動を維持します。
「血」とは、血液のことで、臓器や組織に栄養を与えます。
「水」とは、汗やリンパ液などの体液全般を指し、体全体を潤します。

この、「気・血」が巡るルートで、内臓や表皮などの全身を結ぶ流れを「経絡」と呼びます。

代表的な「経絡」は、12本あるとされていますが、一つひとつの流れが独立しているのではなく、お互いに影響しあって、総合的に身体機能を動かしています。

ですから、中医学では、耳は腎臓の経絡上にあり、深いかかわりがあるとされていますが、腎臓だけでなく、ほかの内臓の働きが悪くなることでも、耳に影響を与えているといえるのです。

西洋医学の見地からも、内臓に疾患がある人は難聴になりやすいと考えられています。

糖尿病の人はそうでない人に比べて、難聴のリスクが3・7倍、腎臓病では5・9倍になると報告されているのです。

③自律神経の乱れ

自律神経とは、心臓の動きや食べ物の消化、そして体温の調節など、自分の意思とは関係なく、生命を維持するために、24時間休みなく働き、大切な体の機能をコントロールする神経です。

自律神経には、交感神経と副交感神経があり、対照的な機能を担っています。人間の体のほとんどの器官は、この2つの神経がバランスよく働くことで維持されています。

自律神経が弱ったり衰えたりすれば、当然、音を聞こうとする、耳の働きにも影響を及ぼします。

また実は、自律神経の乱れと、前述した、①血流の悪化、そして、②内臓疾患は密接に結びついています。

どういうことかご説明しましょう。

交感神経は、主に昼間、心身を活動的に導く神経で、副交感神経は夜を中心に、休息を促すリラックスの神経です。

現代人のほとんどは、緊張やストレスなどで、あるべき状態よりも交感神経ばかりが強くなる傾向にあります。

交感神経が優位になると、血管が収縮し血圧が上昇します。

そして、血流が悪化するのです。

また、自律神経は内臓の働きをコントロールしています。

それは逆にいえば、内臓の働きが衰えてしまうと、自律神経も弱ったり乱れたりしてしまうということです。

とくに、内臓の中で最大の面積を占める腸、そして胃の働きが鈍ると、自律神経に大きな影響を与えます。

こうして、血流の悪化、内臓疾患、自律神経の乱れは、お互いに深くかかわりながら、耳の健康状態を左右しているのです。

経絡《けいらく》で全身はつながっている

中医学では、経絡はお互いにかかわり合い、影響しあっていると考えます。わかりやすく説明するために、12本の経絡をご紹介しましょう。

①肺経《はいけい》
②大腸経《だいちょうけい》
③胃経《いけい》

④脾経《ひけい》
⑤心経《しんけい》
⑥小腸経《しょうちょうけい》
⑦膀胱経《ぼうこうけい》
⑧腎経《じんけい》
⑨心包経《しんぽうけい》
⑩三焦経《さんしょうけい》
⑪胆経《たんけい》
⑫肝経《かんけい》

耳にかかわる経絡は、⑧腎経だとお話ししました。

難聴の人は、腎経と隣り合わせにある⑦膀胱経、そして⑨心包経も弱っている可能性が大いにあります。

ここでいう、心包《しんぽう》とは、心臓、動脈、静脈、毛細血管、リンパ管を含む、循環器系の総称です。

また、近くにないからといって、かかわりが薄いわけではありません。

12本の経絡は、①から順に、大きな影響力を持つとされています。

つまり、肺が弱る＝きちんと酸素を取り込めないと、大腸や胃だけでなく、膀胱、胆のう、そして肝臓にまで作用が及ぶということです。

たとえば、肝臓が弱っている人は、胆のうから始め、三焦（胃、小腸、大腸をまとめた消化器系）や心包、そして最終的には肺に至るまで、衰えている器官を改善する必要があると、中医学では考えます。

耳をよくするには腸をよくしろ

私はよく

「耳をよくするには、腸をよくしろ」

といっています。

すると、ほとんどの人は「なんの関係があるの？」と、いぶかし気な顔をします。

なぜ、耳をよくするには腸をよくしなければならないか。

なぜ、ほかの内臓ではなく、とくに腸でなければならないのか。

その理由は、**腸が耳の健康に必要な、血液の流れに一番大きな影響を及ぼす器官だからです。**

人間の内臓には、食物を消化、吸収してエネルギーに換え、老廃物を排泄する働きがあります。

中でも、消化器官の代表である腸は、消化の最後の行程を担当する、重要な器官です。

腸は、小腸と大腸に分かれており、小腸の働きは、胃から運ばれた食物の栄養分を分解し、肝臓に送り込みます。

そして大腸は、栄養分を取り込んだあとの、余分なものを排泄する働きを持っています。

ですから、**最後の出口である、腸の動きが鈍ると、代謝を含む、すべての機能が低下してしまいます。**

経絡でも、大腸経は肺経に次いで、2番目に位置するのは、こうしてほかの内臓にも、大きく作用するからです。

大腸、小腸を中心とした内臓の働きが衰えれば、当然、血流も悪くなってしまいます。

また、大腸の環境が悪くなり、悪玉菌が増加すると有害物質が生み出されます。こうした有害物質は、腸から血液に取り込まれて、血液の状態を悪化させます。不健康な血液は、ドロドロになって流れが悪くなり、末梢血管に届きにくくなってしまうのです。

また、内臓の中でも、最も大きな面積を占める大腸の働きが、自律神経の働きと深い関係があるのはお話しした通りです。

自律神経が乱れれば、自律神経によってスムーズに流れている血流に、悪い影響が及んでしまうのです。

老人性難聴は生活習慣病の一種

ほとんどの人が「年齢を重ねたら、耳は遠くなるもの」、そして「仕方がない」ことだと考えています。

「老人性難聴」は、生理的な変化だから、受け入れなければならないと思っているのです。

しかし、生理的な変化には個人差があります。

私の運営する治療院に来られる方では、60代なのに、子どもに支えられなければ歩けない人もいるかと思えば、97歳で現役の歯科医師の方もいます。

また、30代で難聴の人もいれば、90歳を過ぎても「もっと聞こえるようになりたい」という前向きな理由で通う人もいます。

この大きな違いはどこから生まれるのでしょう。

生まれ持った体質だとあきらめてしまえば、そこで終わりです。

生理的な変化というのは、本人の努力次第で、いくらでも食い止めることができます。そして、生理的な変化に、一番大きな影響を及ぼすのが、**生活習慣**だと私は考えているのです。

「老人性難聴」は、年をとったらなってしまうものではなく、生活習慣から起こる病気のひとつなのです。

生活習慣病には、脳卒中、心臓病など、死に至ることもある、病状の重いものも少なくありません。

しかし、そのかわり、生活習慣を変えれば、病状も改善されることが多くあるのです。

食生活に気を使わず、運動もしない、タバコを吸う上に、毎日ストレスいっぱいの暮らしをしていたら、50歳になるころには、聴力は衰えてくるでしょう。

しかしそれは、血圧が高くなったり、糖尿病になったりするのと同じです。

自分の体をいたわっていないから、ほんらいならきちんと働くはずなのに、弱っているだけなのです。

難聴を治すのをあきらめると病気になる?

「老人性難聴」だけではありません。

難聴の三大原因である、**血流の悪化、内臓疾患、自律神経の乱れ**も、生活習慣と大きくかかわっています。

まず、甘いものやアルコールのとり過ぎは、血液をドロドロにして流れを悪くします。また、運動不足やタバコを吸うなどの習慣がある人は、血管そのものが細くなりがちです。

次に、深夜に食事をすることが多く、朝ごはんを食べないなど、生活のリズムが一定でないと、内臓に負担がかかります。

また、味の濃いものや脂っこいものを好んで食べたり、間食をよくしたりして、内臓脂肪が蓄積することも、内臓疾患の一因となります。

仕事や家事など、やるべきことがいつも頭にあり、リラックスしたりストレス解消したりする時間がない人は、自律神経が乱れがちです。

こうして、日ごろ何気なく行っていることが、血流や内臓の状態を悪くし、自律神経を弱らせて、難聴の原因をつくっているのです。

耳のトラブルは、あなたの体が「生活習慣を変えてほしい」と訴えているサインだといってもいいでしょう。

それなのに、「難聴は原因不明だといわれた」と、治すことをあきらめ、生活を変えないでいると、歯周病や骨粗しょう症、痛風や動脈硬化などのそのほかの生活習慣病になる確率まで、ぐんと高くなってしまうのです。

目と耳は同時に改善することができる

私の運営する治療院は、目と耳のトラブルに特化しています。

西洋医学では、目と耳は、眼科と耳鼻咽喉科という、まったく別の病院が担当します。しかし、**東洋医学では、目と耳は深く関連していると考えられています。**

なぜなら、目も耳も、細かな働きをするために、たくさんの血液を必要とするパーツであり、血流障害という原因があると、どちらも同時に悪くなってしまうことが多いからです。

30代の会社員の女性が、会社の検診で、片目の視野が欠損していることを指摘され、治療に来院しました。

この女性は、毎晩、家に仕事を持ち帰るほど忙しく、週末も休むヒマがありません。自律神経のバランスが乱れ、体全体が弱っていました。

また、疲れ果てて食事の支度をする元気もないので、インスタント食品やファーストフードばかりで、栄養が偏っていたのです。

食事や睡眠などのアドバイスから始まり、自宅でできるエクササイズを教え、治療を開始しました。

ところが、相変わらず仕事は忙しく、なかなか生活を変えられない日々が続きます。すると、2週間もしないうちに、目の状態が回復するどころか、突発性難聴も発症してしまったのです。

そこで初めて、**「あまりにも、自分の体を大切にしてこなかった」**ことに気づいたこの女性は、真剣に治療に取り組むことを決意しました。

休日をしっかりとるように心がけ、どうしても終わらない仕事は、朝早く出勤して片付けるようにする。

そして、できるだけ自分で料理をつくり、毎日しっかりエクササイズを行ったのです。

すると、５カ月経つころには、難聴が回復しました。

そして、１年後には、視野の欠損が落ち着いただけでなく、視力も向上したのです。

もう一人、例をあげましょう。

85歳のおじいちゃんは、もう20年近く聞こえが悪かったのですが「年だから、仕方ない」と放っておきました。

ところが、80歳を過ぎてから、視力が極端に悪くなり、「このままでは目が見えなくなるかもしれない……」と、あわてて治療院に駆け込んできたのです。

治療を行いながら、まじめにエクササイズに取り組んだところ、視力の悪化はストップ。そして、半年に1回行う検診で、聴力も改善されていることがわかったのです。

飲み続けている薬も難聴の一因に

目と耳が悪くなる原因には、血流悪化以外にも共通するものが多くあります。

中でも、**もうひとつ、注意を促したいのが、薬の飲み過ぎです。**

私の著書『目は1分でよくなる!』でもお伝えしましたが、治療院に来られる患者さんの多くが、実にたくさんの薬を飲んでいます。

ある程度の年齢になった方は、ビタミン剤から始まり、血圧や血糖値を下げる薬、骨粗しょう症の薬に睡眠薬、抗生物質に精神安定剤。

そして、「薬の副作用を抑える薬」まで飲んでいる人もいます。

また、お年寄りだけでなく若い人でも、頭痛薬や胃腸薬を常用している人が少なからずいます。

「薬を飲まないと具合が悪くなる」

と信じて飲み続けているのですが、私にいわせればそれは反対です。

なぜなら、**薬は治療をするものではない**からです。

薬を飲まなければ、確かに頭や胃は痛いままでしょう。

しかし薬は、その場の痛みは抑えても、原因を解決しているわけではないのです。

「痛い」「血圧が高い」などの症状をなくす目的では、薬は役に立ちます。

ただ、その症状が回復した、もしくは、1週間経っても変化がないというときは、いったんやめて、別の治療を試みるべきなのです。

患者さんには、飲んでいる薬がどういう役割をして、何のために、どのくらいの期間飲むべきなのか、しっかり把握してほしいと、いつも話しています。

薬は飲み続けると、解毒のために肝臓などが働きすぎて疲弊するばかりか、細胞に必要な酸素をどんどん奪います。

さらに、精神安定剤や抗うつ剤などは、自律神経の働きをマヒさせてしまうので、自律神経を整えなければならない、難聴の治療の妨げになってしまうのです。

私の治療院では、治療を始める前に、飲んでいる薬を全部教えてもらいます。

そして、必要ないものはやめてもらうようにしています。

薬はそもそも、体が持つ働きを抑えたりマヒさせたりするものです。

薬から解放されると、ほんらい体の持つ、自然治癒力が回復してきます。

すると、難聴の治療効果が上がるばかりでなく、

「味覚が戻った」「便秘が治った」「朝、スッキリ目が覚めるようになった」

など、体調が改善されることも多くあるのです。

枕のあとが消えない人は耳が悪くなりやすい？

治療院で、多くの難聴の患者さんと接していて、気づいたことがあります。

それは、**顔がむくみやすく、なかなか回復しない人は、難聴になりやすい傾向がある**ということです。

つまり、朝起きたとき、顔に枕のあとが残っていて、しばらく消えない人は、耳のトラブルを抱えやすいといえるのです。

なぜなら、顔のむくみというのは、足のむくみとは原因が違うからです。

足のむくみは、リンパの働きが、なんらかの理由で衰えて、余分な水分が排泄できずに残ってしまったときに起こります。

この場合は、よく歩いて足の筋肉を使ったり、マッサージをして代謝を促したりすることで解決します。

しかし、顔のむくみは、単なる水分の積み残しではありません。

顔のむくみの多くは、首の筋肉がこり固まって血管が圧迫され、十分な酸素が届かないことから、代謝がうまくいかずに起こります。

首で血流が滞っていれば、耳に必要な血液も届きづらくなります。

そうして、むくみがどんどん悪化し、なかなか枕のあとが消えないほど代謝が悪くなっている人は、耳も衰えていると考えて間違いありません。

朝起きて、枕のあとがいつまでも残っている人は、首や肩まわりのこりを解消し、

頭部にしっかりと血液が流れるように心がけましょう。

中国では中医学と西洋医学の交流が盛ん

私は、治療のベースとしている中医学を学びに、今でも毎年中国に通っています。なぜなら、中国では近年、西洋医学との交流が盛んで、今まで思ってもみなかった症状にまで中医学が活用されているからです。

たとえば、レントゲンやＭＲＩでは原因が見つからない症状があったとします。すると西洋医学の医師は、中医学の医師にどうして症状が出ているかをたずねます。そして、中医学で「これは腎が悪い」とされたら、中医学の考えに沿った治療を行い、結果を見守るなどを行っているのです。

私はこれが、ほんらいの医療のあり方ではないかと思っています。

医療はそもそも、患者さんによくなってもらうためのものです。

「西洋」「東洋」で垣根をつくり、お互いに自分の専門分野だけに固執していたら、ほんとうに患者さんのためになる治療は提供できません。

私は、東洋医学だけが、患者さんにとってベストな解決法だとは考えていません。

たとえば、めまいがひどい患者さんであれば、耳だけでなく、脳が原因だという可能性もありますから、ＭＲＩやＣＴで、まず検査をしてもらうことを勧めています。

西洋医学は、検査や外傷、手術などに秀でており、東洋医学は、全身のバランスを整えることを得意とします。

ですから、**どちらか一方だけでなく、お互いに情報交換することで、よりよい治療ができる**と考えているのです。

たとえ西洋医学で「原因不明」で、治療法がないと思われる、難聴の患者さんでも、東洋医学で回復し、「孫の声が聞こえるようになった」「電車のアナウンスがよくわかるようになった」という人は、実際にたくさんいます。

お互いに、自分の専門分野以外の可能性を切り捨ててしまわずに、患者さんが望むなら「別の選択肢もある」と伝えられるようになればいいと思っています。

「未病」の段階でアクションを起こそう

難聴の三大原因である、血流の悪化、内臓疾患、自律神経の乱れの３つが重なる状態であれば、あなたの体は必ず何らかのサインを出しているはずです。

冷え、肩こり、腰痛、そして胃もたれ、便秘、下痢などがある、もしくは、なかなか眠れない、または寝ても疲れがとれないという人もいるでしょう。

「検査ではなにも悪いところはないから、病気ではない」わけではありません。

中医学では、こうした不調の状態を**「未病」**と呼び、この段階で何らかの手を打つべきだと考えます。

「未病」は、まだ病気になっていないから、健康だという意味ではありません。**「着実に病気に向かっているから、今のうちに改善しましょう」**という状態なのです。

私は、「何らかの症状が出て、病気と診断されたら対処する」という考えが、あまりにも一般的になっているのを危惧しています。

もちろん、自覚症状がなくても検査で異常が見つかる場合もありますから、定期的にチェックするのはいいことです。

ただ、数字として病気と診断されない限り、何もしないのでは、遅すぎることが多いのです。

耳も同じです。

「話しかけられても、気づかないことが増えた」

「同じテレビ番組なのに、音がわかりにくい」

ということが重なったら、もっと悪くなる前に、自分のためにアクションを起こしてほしいのです。

第4章

1分で耳がよくなる今野式7つのトレーニング

難聴だけでなく生活習慣病も改善する！

前章では、難聴を治すことをあきらめると、ほかの生活習慣病を引き寄せるとお話ししました。

これは逆にいえば、**難聴を治そうとすれば、生活習慣病もはねのける、健康な体が手に入る**ということです。

耳をよくしようとすることで、体がほんらい持つ元気になろうとする力が目覚め、さまざまな不調の原因までも解消してくれるのです。

本章では、難聴の大きな原因である、血行不良、内臓疾患、そして自律神経の乱れを改善する、自宅でできるエクササイズをご紹介します。

私が普段、行っている治療法を、誰でもどこでもできるようにアレンジしたものですから、その効果は何千人もの人が実証ずみです。

エクササイズに必要なのは「やってみよう」と思う気持ちだけです。
いつでも、どこでも、気づいたら行ってみてください。 順番は関係ありません。
ただ、できれば1日に、すべてのエクササイズを一通り行うのが理想的です。

ひとつだけ、スプーンが必要なエクササイズがありますが、特別なものを用意する必要はありません。
どこの家庭にもある、カレーやスープを食べる、大きめのものを使うとよいでしょう。

①基本の４つの耳マッサージ

まずは、いつでも、どこでもできて、耳まわりの血行を促し、細胞に酸素と栄養を与える**４つのマッサージ**をご紹介しましょう。

○耳シェイク

(1)両手の人差し指と中指で「チョキ」をつくり、耳をはさむように置きます。

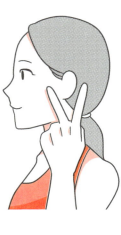

(2)耳の付け根と前を、上から4カ所、上下にシェイクします。

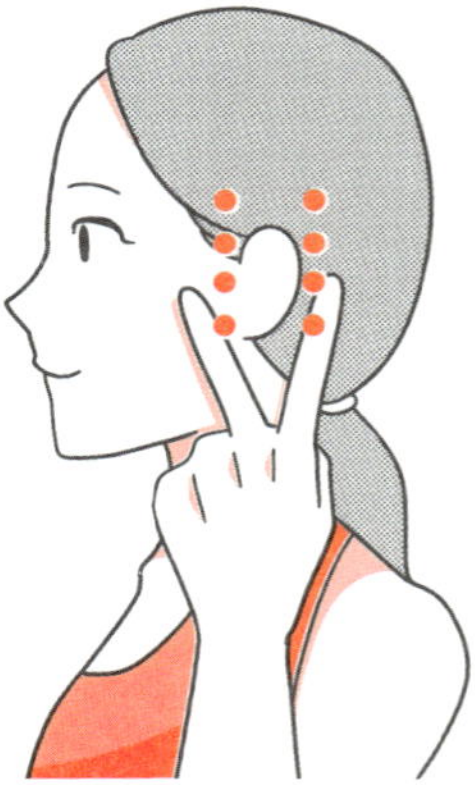

○耳さすり

⑴両手の親指を耳の裏、人差し指を耳の前に置きます。

⑵耳の裏全体と耳の付け根、耳の前を優しくさすります。

○耳の穴刺激

⑴両手の小指の先を耳の穴にあてます。

⑵耳の穴の上下左右を、ツボを押すように軽く押します。

○耳引っぱり

⑴耳全体を上下左右に軽く引っぱります。

⑵両手の平で耳の穴をふさぎ、２秒したら「パッ」と離します。

【耳マッサージのポイント】

・耳引っぱりの⑵を除き、回数に制限はありません。朝起きたとき、電車の中、お風呂に入っているときなど、気づいたら、耳を触ってマッサージしましょう。

・「耳引っぱり」の⑵耳の穴を塞いで「パッ」と離す動作だけは、2回を守ってください。それ以上行うと、耳に圧力がかかりすぎることがあります。

②エア縄跳《なわと》び

耳マッサージ以外で、必ずやってほしいのが

「エア縄跳び」

です。

「縄跳び」というと、ボクサーがトレーニングで行うものというイメージがありませんか。

縄跳びは、上下に飛ぶという、いっけん単純にみえる動きです。

でも、やってみるとわかるように、飛び続けるためには、足だけでなくお腹や腰の

力も必要です。

そこでさらに、縄を持っているかのように手を回せば、腕、肩、背中など、体のほとんどの部分を使う全身運動になるのです。


全身を使う有酸素運動の、最大の効果は、**心肺機能**が高まることです。

心肺機能がアップすれば、まず、血液を送り出す、心臓のポンプ作用が強くなり、血行がよくなります。

次に、肺で取り込む酸素の量が増え、**深い呼吸**ができるようになります。

人間は、浅い呼吸のときは交感神経が活発になり、呼吸が深くなると副交感神経が優勢になります。

しっかり呼吸ができるようになることで、自律神経のバランスも整うのです。

また、体を上下に揺らす運動は、**胃腸**を刺激し、働きを活発にします。

胃腸の調子がよくなれば、自律神経にもよい影響を与えますし、血液の流れも促されるのです。

○エア縄跳びのやり方

(1)軽くひざを曲げて立ち、両手が縄を持っているように曲げましょう。

(2)つま先は床に着けたままかかとで軽くジャンプをします。

(3)手はジャンプにあわせて前や後ろにくるくる回します。

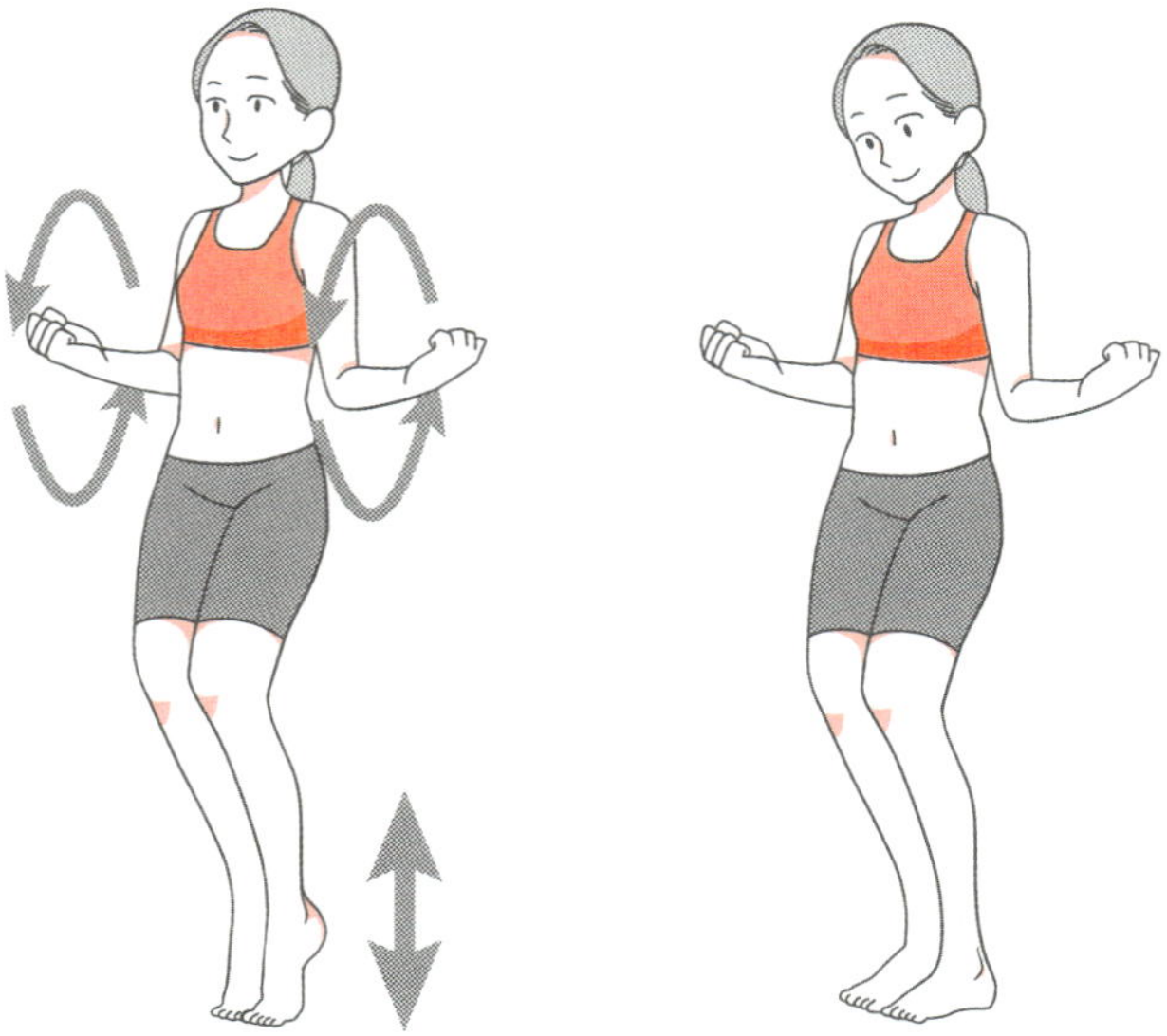

【エア縄跳びのポイント】

・せっかくのエア縄跳びの効果を最大限に得るために、まずは1分間続けて行うようにしてください。1分間が楽に感じるようになったら、2分以上行ってみましょう。

・ゆっくりジャンプしても、平均して1分で40～50回くらいは飛ぶことができます。1日の合計で500回できれば理想的ですが、まずはできるところから、200回くらいを目安に行ってください。

・ひざが悪い人は、無理して飛び上がらないでください。エア縄跳びの代わりに、もも上げやスクワットを行いましょう。

③チョッピング呼吸法

「チョッピング」というのは、「細かく刻む」という意味です。

息を思いっきり吸って、小出しに吐きだすことで、**呼吸筋**に負荷をかけて鍛えます。呼吸筋がしっかり働くようになれば、深い呼吸ができるようになります。

また、息を止めながら吐きだすと、アウターマッスルである腹直筋《ふくちょくきん》だけでなく、インナーマッスルである、腹横筋《ふくおうきん》と腹斜筋《ふくしゃきん》も鍛えられます。

腹横筋と腹斜筋は、内臓の位置を保持する役目がありますから、これらの筋肉を鍛えることで、**胃腸を健康に保つ効果**が期待できます。

さらに、こうした腹筋群が鍛えられることで、お腹の引き締めにもなります。

また、口から息を吐き出すときに、耳下腺《じかせん》を刺激しますので、唾液がよく出るようになります。

唾液の分泌が促されれば、食べたものの消化を助けますので、胃腸の働きを整えることにつながります。

○チョッピング呼吸法のやり方

(1)鼻から息を、吸えるだけ吸い込みます。

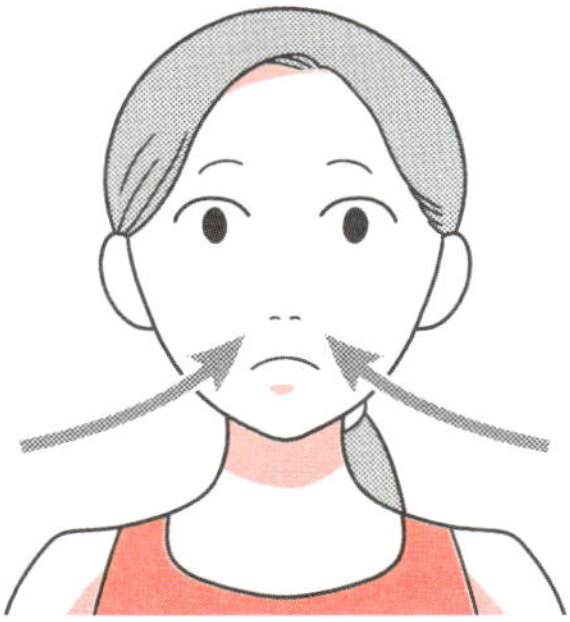

(2)「フッ、フッ」と、息を少しずつ、止めながら吐きだします。

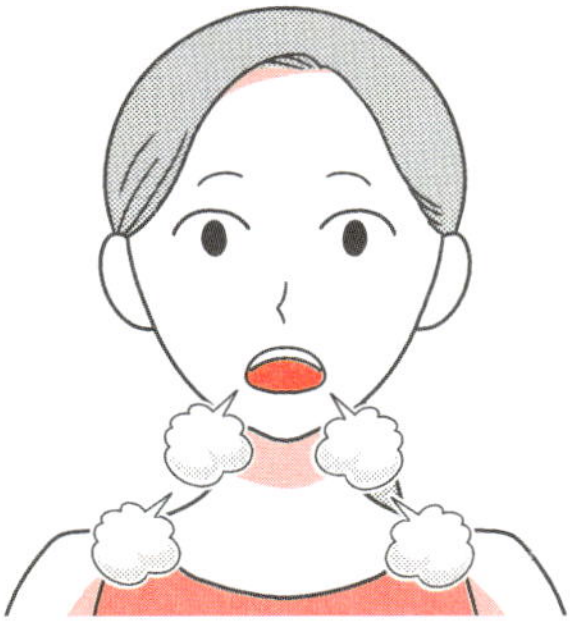

(3)3回をワンセットとして、繰り返します。

【チョッピング呼吸法のポイント】

・チョッピング呼吸法は、1日に何回やってもかまいません。気づいたときに行うようにしてください。

・1日50セットを目標にしてみましょう。

④お腹ウェービング

私たちは「内臓の働きは、薬などでしか促すことができない」と考えがちです。しかし実は、腸は外側から刺激して、活性化することができるのです。

外から触って、「硬い、痛い」などの場合、腸の働きがかなり衰えています。優しくマッサージを行い、機能を高めてあげましょう。

○お腹ウェービングのやり方

(1)片方の手のひらをおへその下、腰骨の近くにあてます。

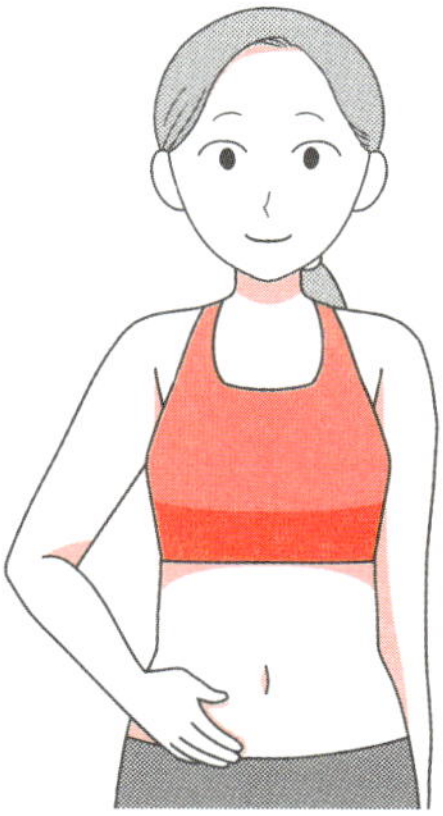

(2)手を波打つように動かしながら、反対側の腰骨までマッサージ。

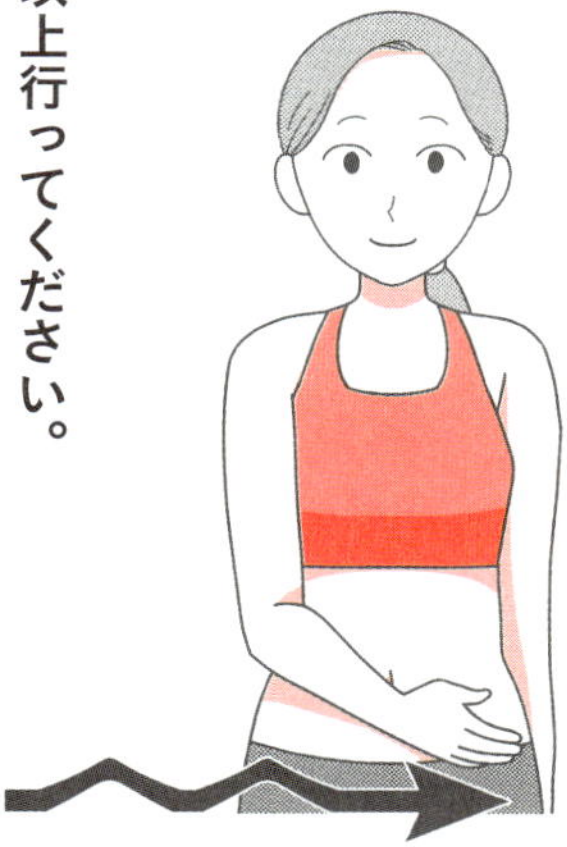

(3)20回以上行ってください。

【お腹ウェービングのポイント】

・食後すぐは、消化活動を妨げるので避けてください。空腹時や、朝起きたとき、夜寝る前などがお勧めです。

⑤頸椎《けいつい》シェイキング

首の骨である、頸椎の両脇には、椎骨動脈という血管が走っており、この血管の末端が耳につながっています。

そこで、頸椎を優しく揺することで、血液の流れを促します。

○頸椎シェイキングのやり方

(1)片手の手の平を、頸椎を包むようにあてます。

⑵頸椎の上の部分、中央、下と3カ所、優しく左右にシェイクします。
全体で1分行ってください。

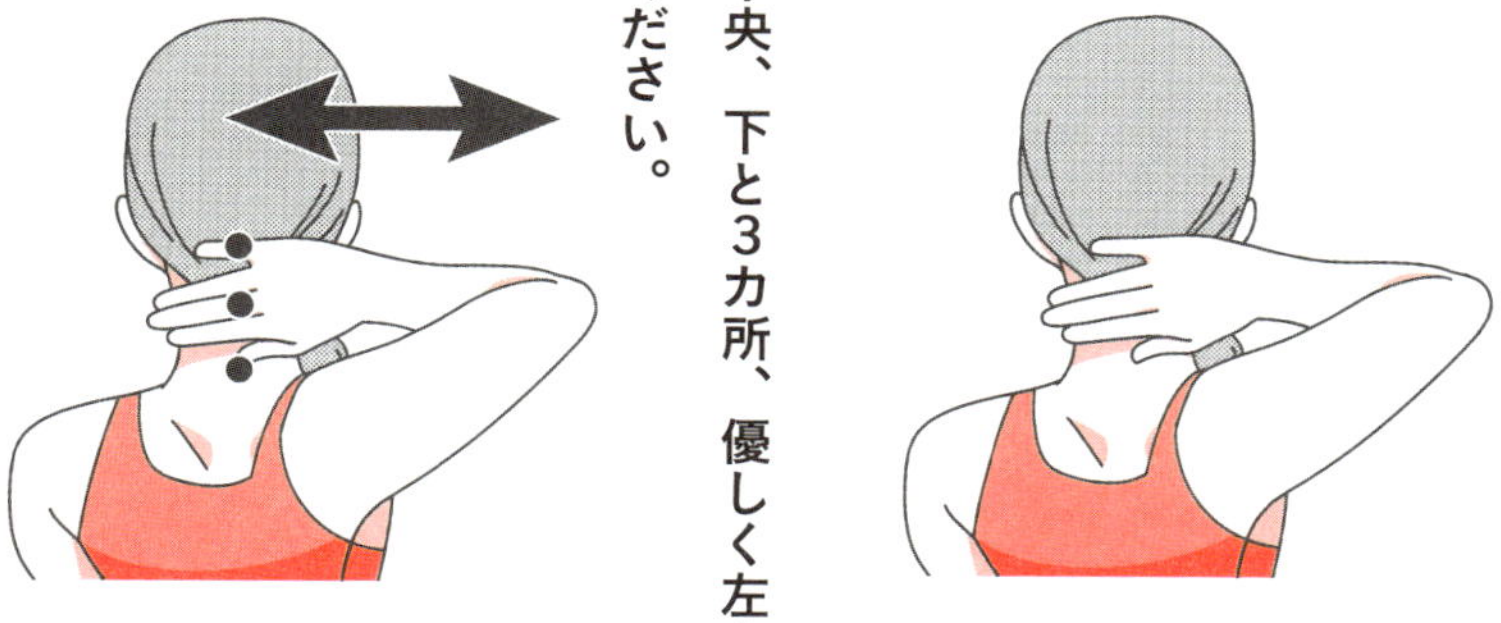

⑥スプーン熱針《ねっしん》療法

内臓の働きが衰えると、その内臓まわりの血流が悪くなります。するると、内臓が冷えて、隣接する皮膚にも影響が及びます。

スプーン熱針療法は、血流が悪化して機能が落ちている腸を、温めたスプーンの柄で、外側から刺激する方法です。

スプーンを体温より高い温度まで温めることにより、血液の循環を大きく促します。また、温めたスプーンで刺激することで、造血作用を促進、そして血液の中にある免疫物質の分泌を促進するため、体全体の機能向上や免疫力アップにもつながります。

さらにお腹まわりには、さまざまなツボがありますから、スプーンの柄で効果的に刺激でき、全身を活性化することができます。

また、ツボを刺激すると、自律神経に働きかけるので、自律神経のバランスも整うのです。

○スプーン熱針療法のやり方

(1)まず、70度くらいの温度に熱したお湯をつくります。
お風呂の温度よりも高く、沸騰する前の温かさです。

わかりにくければ、お茶碗に１センチくらいの水を入れ、その上から沸騰したお湯を、器の半分くらい注ぎます。

(2)スプーンの柄を３秒間お湯につけます。

(3)スプーンの水をふいて、柄の先で、おへそを中心とした円を描くように押しましょう。

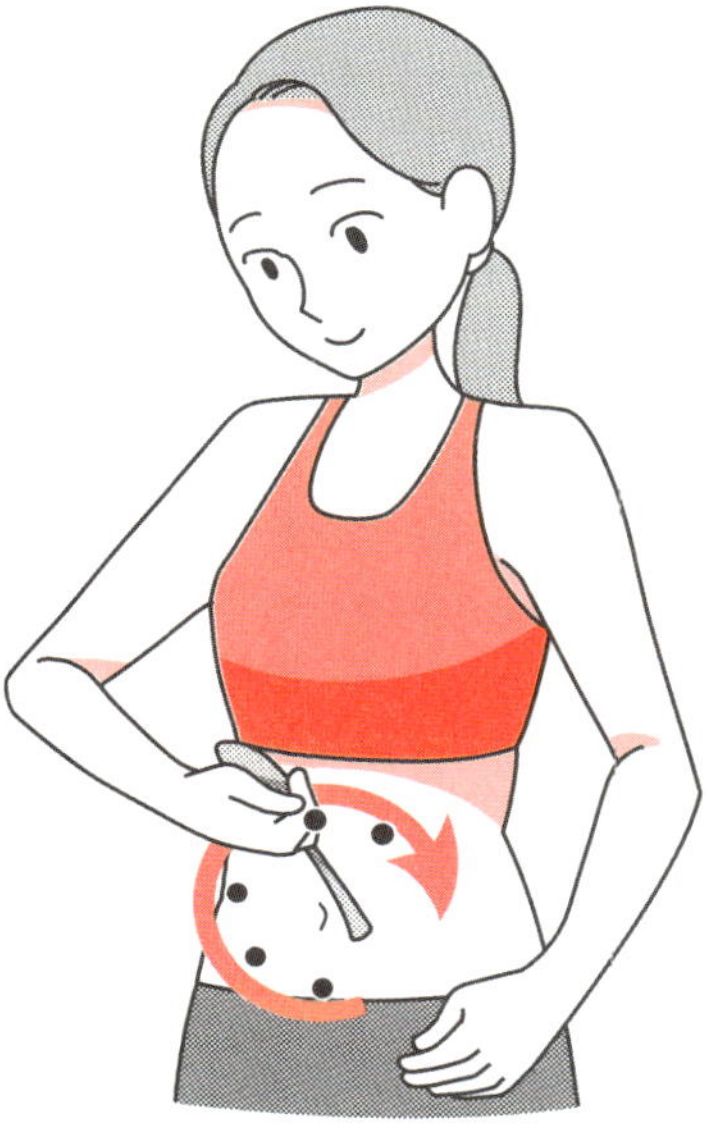

(4) 1周押したら、次は、おへそのまわりをトントンとタッピングします。

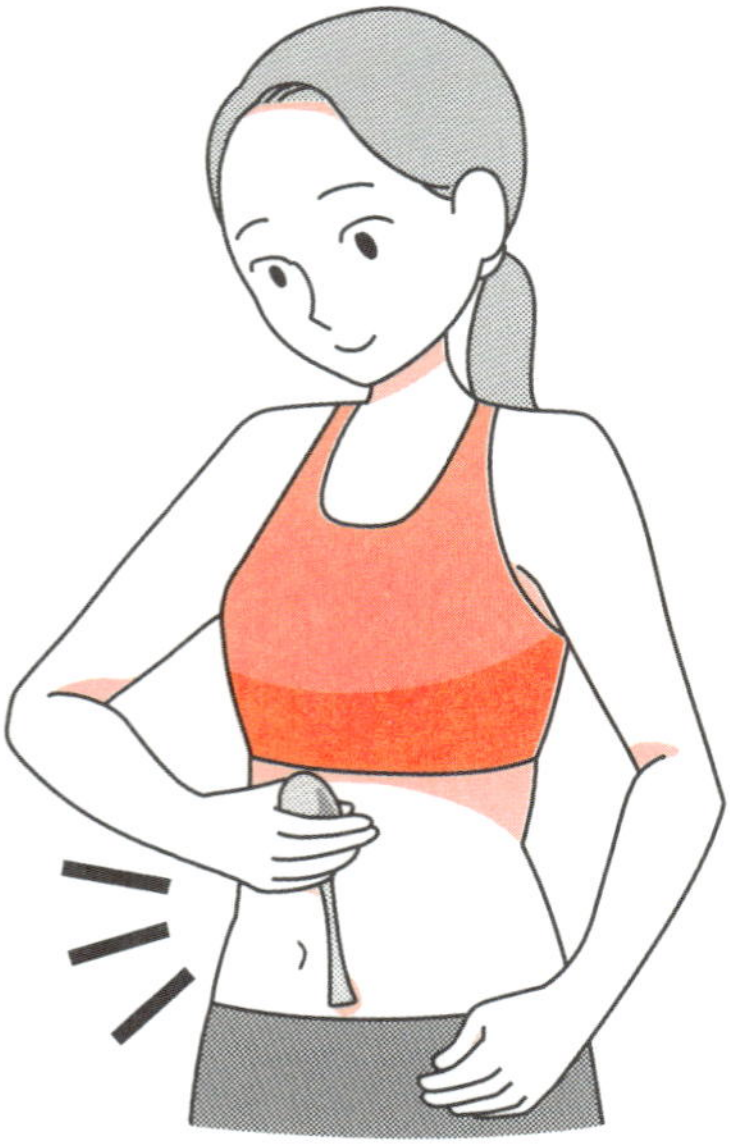

【熱針療法のポイント】

・熱すぎるお湯で、火傷をしないように気をつけてください。お湯につけたスプーンの柄は、まず、腕にそっとあてて、温度を確かめてください。

・1カ所、3秒ずつ押します。

・熱針療法はお腹まわりだけでなく、耳に行っても効果的です。耳の前や耳を、そっと押したり、トントンとタッピングしたりしてみてください。

⑦サウンドメディテーション

私たちの体調は、心や意識の状態に左右されることがよくあります。

実験で、薬の作用のないビタミン剤を「頭痛薬」として飲ませても、「これで治るんだ」と思えば、半数くらいの人が治ってしまうことからもわかるでしょう。


聞こえづらさも同じです。

「年だから……」

「どうせ、聞こえない」

とあきらめたらそこで終わりです。

「聞こえるはず」と考えることで、体は実際に聞こえるようにするため、働き始めるのです。

サウンドメディテーションでは、昔聞いた、心地よい音を思い出します。

そして、聞こえていた記憶を呼び覚ますことで、聴神経を刺激するのです。

実際、治療院でサウンドメディテーションを行ってから、音を聞くトレーニングをすると、しないときよりも聞こえやすくなる人が多くいます。

○サウンドメディテーションのやり方

(1)椅子に座って目をつぶり、

小鳥のさえずりや川のせせらぎ、こおろぎなどの虫の音や波の音、お祭りの太鼓の音やお母さんの笑い声など、楽しく幸せな気分になる音を思い出しましょう。

(2)メディテーションは、最低1分から、

心地よいと感じるなら、何分行ってもかまいません。

【サウンドメディテーションのポイント】

・ゆったりとリラックスして、気分がよくなる音を思い出してください。
・1日に何回やってもかまいません。電車の中や休憩時間などにも、行うといいでしょう。

第5章

脳は
好きな音しか
受け入れない

耳は音を集め、脳で音を聞く

第2章では、耳を中心とした、音が聞こえる仕組みをご紹介しました。

もう一度、簡単に説明すると、外耳《がいじ》の耳介《じかい》で集められた音は、中耳《ちゅうじ》で増幅されながら、内耳の蝸牛《かぎゅう》に伝えられます。

そして、蝸牛の中にある有毛細胞《ゆうもうさいぼう》で電気信号に変換され、聴神経を通って脳に達します。

実は、音は耳を通っている間は、まだ音として認識されていません。

脳に届くまでは、単なる空気の振動にすぎないのです。

音を「聞こえている」と認識するのは、脳の役目です。

耳は、振動を受け止めて、脳に伝える役割を果たすひとつの器官にすぎないのです。

耳を通じて届く音は、最終的に、側頭葉にある聴覚皮質で音と認識されます。ただ、そこに到達するまでに、視覚情報や過去の音の記憶、五感の情報を司る視床や言語中枢である言語野などと作用しあいながら、その音がどういう意味を持つかを認識します。

そこまでにかかる時間は、約0・1秒といわれ、音を聞くために、いかに脳が素早く、複雑な働きをしているかがわかるでしょう。

聞こえづらさが長期にわたると、こうした脳への刺激が少なくなります。

すると、言葉を聞き取る能力が低下し、相手の話を何度も聞き返すことになったり、間違えて理解したりして、コミュニケーションがうまくいかなくなりがちです。

すると、人付き合いに対して苦手意識を抱え、人とのかかわりを避けるようになる人も現れます。そして、自分だけの世界にこもりがちになり、うつ状態に陥る人も少なくないのです。

さらに、脳への刺激の低下が認知症などに発展する恐れもあるのです。

難聴になったら、音をどんどん聞こう！

人間の体の機能は、どんなに健康な人でも、使わないとどんどん衰えます。

たとえば、足の骨を折って、ギブスで固定したとしましょう。

すると、１週間もしないうちに、動かさない足の筋肉が衰え、健康な足と比べてずいぶん細くなってしまいます。

これは、腕や足だけでなく、聴力などの五感でも同じです。

音を聞かなくなってしまうと、音を認識する脳の部位が、活動を低下させてしまうのです。

大阪大学の教授が、突発性難聴の患者さんに行った実験があります。

突発性難聴は、内耳の炎症が一因と考えられることが多く、これまではステロイド剤の点滴をし、あとは安静にする治療が多く行われていました。

ところがこの実験では、積極的に音を聞いてもらうようにしたのです。

突発性難聴は、通常、片方の耳だけに起こります。

するとたいていの患者さんは、聞こえる耳ばかりを使い、聞こえづらくなった耳は使わなくなります。

しかしこの実験では、ステロイド療法に加え、突発性難聴の患者さんの、聞こえている耳に耳栓をし、難聴が発症した耳で、1日6時間音楽を聞いてもらったのです。

すると3カ月後には、ステロイド療法のみの患者さんに比べ、聴力の回復が著しくアップしました。

また、音楽を聞き続けた患者さんたちは、入院時に衰えていた脳の働きが、3カ月後には、難聴でない人たちの平均に近づいたのです。

脳は自分の聞きたい音しか聞かない

人が話す声、車のクラクションの音、近所の犬が吠える声、テレビの音声、洗濯機などが動く音など、私たちの日常には、さまざまな音があふれています。

ところが、人間には、その多くの音の中から、好きな音だけ選んで聞くという能力が備わっています。

これは、耳が音を選択しているのではなく、耳から音を送り込まれた脳が、これまでの経験により判断しているのです。

たとえば、駅の雑踏や繁華街の人混みの中でも、自分の名前を呼ばれたら気づくことができる。

また、パーティなどの大勢の人が会話をしているところでも、自分が話をしている相手の声だけを、きちんと聞き分けられる。

こうして、人がたくさんいて、ざわざわしているところの音声を録音しても、誰がなにを話しているか、わからないでしょう。

実際には、私たちの耳も、レコーダーと同じように、あらゆる音を受け取っています。

ところが、人間は、聞きたい音だけを選択して聞いているのです。

これを**「カクテルパーティ効果」**と呼びます。

脳は自分が興味のある音、そして好きな音を優先して、注意を向けます。

そして嫌いな音は、不要であると判断し、「無視しろ」と指令を出すのです。

しかし「好きな音」「心地よい音」は、人によって千差万別です。

私の治療院では10種類以上の鈴を用意し、患者さんに聞かせますが、圧倒的多数の人が選ぶ鈴は、ひとつとしてありません。

必ずどの鈴の音も好きな人がいて、人はさまざまな音を好みます。

ですから、**聞こえづらいときに、音を聞こうとするのであれば、まずは好きな音を**

探してみると効果的です。

脳に直結する有毛細胞《ゆうもうさいぼう》を大切にしよう

「カクテルパーティ効果」で、自分の好きな音を選ぶ。

そんな脳のわがままを叶えているのが、内耳《ないじ》の蝸牛《かぎゅう》にある**有毛細胞《ゆうもうさいぼう》**です。


有毛細胞は、名前の通り、それぞれに数十本の毛が生えた細胞です。

蝸牛の中には、約1万2000個の**外有毛細胞**が3列、約3500個の**内有毛細胞**が1列並んでいます。


そして、位置する場所によって、担当する周波数がだいたい決まっています。

10Hzならここ、そして1㎑ならここの有毛細胞というように、音によって特定の有毛細胞が働くのです。

蝸牛を満たすリンパ液に振動が伝わると、有毛細胞に生えている感覚毛がゆらゆらと揺れ動きます。

そして、振動を電気信号に変えて、脳へと送ります。

この仕事を主に担当するのが、内有毛細胞です。

音を脳に伝える、聴神経の９割以上は内有毛細胞とつながっていると考えられています。

では、内有毛細胞の３倍もある、外有毛細胞は、音が伝わってきたとき、いったい何をしているのでしょう。

このとき外有毛細胞は、伸びたり縮んだりしながら、小さな音を増幅したり、似た音を区別して、内有毛細胞に伝えます。

さまざまな異なる音の成分を、わかりやすく調整し、音を認識しやすくしているのです。

有毛細胞はとても働き者です。

1秒間に最大、2万回ものスピードで、激しく動きますから、十分な血液が流れて来ないと、疲れ果てて休眠状態に陥ったり、最悪の場合、毛が抜け落ちてしまったりすることもあります。

脳が、聞きたい音だけを選べるのも有毛細胞のおかげです。

有毛細胞がきちんと働ける環境を「今野式7つのトレーニング」で整えてあげましょう。

聴覚神経がダウンするまで放っておかない！

有毛細胞は「音を聞く」うえで、とても大切なものです。

でも残念ながら、有毛細胞が今、どのくらい疲れているかは、聞こえづらくなったときしか、自覚することはできません。

同じように、聞こえが悪くなるまで気づかないのが、聴覚神経のダメージです。

聞こえづらくても、「補聴器を買い替えればいいや」と安易に考え、治療を行わずに放っておいたことで、聴覚神経がダメージを受けている人が少なからず来院されます。

聴覚神経が弱ったり壊死したりしてしまうと、ほとんど聞こえなくなります。

また、エクササイズや治療の効果が現れるスピードが、格段に遅くなってしまうのです。

まだ「聞こえづらい」という段階で、放置せずにすぐに治療を始めてほしいのです。

一般的には、神経がダメージを受けると再生しないと考えられています。

ところが数年前に、その説は覆され、ダメージを受けた脳の神経は再生されると発表されました。

人間の体には、まだ解明されていない可能性や力が秘められています。たとえもし、神経がダメージを受けていても、回復する可能性はあります。環境を整えてあげれば、補助する神経が発達したり、別なルートで神経がつながったりすることもあるのです。

今は聞こえが悪い、ほとんど聞こえないような状態でも、補聴器に頼りすぎず、あきらめずに、トレーニングや治療をしてほしいと思います。

補聴器は治療の道具ではない

ここで、補聴器について、私の考えをお話ししたいと思います。

補聴器は、メガネと同じです。

「視力が落ちたら、メガネをかければいい」と多くの人は考え、同じように「聞こえが悪くなったら、補聴器を使えばいい」と思います。

確かに、メガネや補聴器は、「見えない」「聞こえない」状況を助け、見やすく、そして、聞こえやすくしてくれる、便利なものです。

しかし、残念ながら、視力が悪くなったり、聞こえが悪くなったりした原因を解消してはくれないのです。

また、**補聴器には、有毛細胞のように、音を選別して調整する働きはありません。**

補聴器は、聞きたい音、聞きたくない音の区別なく、すべて拡大してしまいます。

だからこそ、第１章でご紹介したように、補聴器を持っていても、実際に使用しているのは４人のうち、たった１人の割合でしかないのです。

そうして、単に大きくなった音だけが入ってくると、脳はイライラしてしまいます。

そして、脳が「イヤな音」と判断すると、聞こえがよくなるどころか、悪化してしまう可能性だってあるのです。

補聴器は、買ってすぐに誰もが使える掃除機や洗濯機とは違います。
あえていうなら、入れ歯と似ています。
一人ひとりの耳の状態にあわせて、何度も調整が必要なものなのです。

補聴器は決して安価な買い物ではありません。
補聴器を使おうと思ったら、自分にあった補聴器を探し、うまく聞こえるように調整できるまで、いろいろ試してから購入しましょう。

また、補聴器を買ったから、聞こえの問題がすべて解決したわけではないのです。
補聴器を使いながらも、治療やエクササイズで、根本的な原因に働きかけることが大切です。

私の治療院に来る患者さんで、治療が終わった後、聞こえがよくなったため、補聴器を忘れて行く人がよくいます。

この人たちのように、**「補聴器は必要なときに使う」、でも「補聴器のいらない体になる」ことを目指していただきたい**と思います。

好きな音をとらえ、そのエリアを増やす

私の運営する治療院では、聞こえづらい人の治療に、必ず鈴を使います。

どうやって鈴で治療するかご説明しましょう。

まず、10種類以上ある鈴の中から、自分が一番好きな音がするものを選んでもらいます。

そして、耳元でその音を聞かせ、じっくり味わってもらうのです。

「いい音だな」と脳が記憶し、「もっと聞きたい」という気持ちになったところで、

耳から少し離して、鈴を鳴らします。

すると、その音に対して敏感になっていた、聴神経と脳が、一生懸命、音をとらえようとします。

それまで「どうせ聞こえない」と、怠けていたのが活性化されて、しっかり働くようになるのです。

少し離れた距離でも聞こえるようになったら、次はもう少し、耳から離して鳴らします。

極端に離れた場所で、音を出そうとしなくても、耳から10センチ、20センチと、少しずつ離していくのでかまいません。

慣れてきて、もっと遠くで鳴らしたいというときは、ひもをつけて引っぱるなど、工夫してみてください。

好きな音を毎日、ほんの数分でもいいから耳にすることで、

脳の働きが高まり、聞こえづらさが解消していきます。

鈴が身近にない人は、わざわざ買わなくてもかまいません。代わりに、お茶碗をスプーンで叩いたり、グラスとグラスを軽く重ねあわせてみたりするのでもいいでしょう。

自律神経のマヒは五感のマヒ

自律神経というのは、人間が生きていくのに欠かせない、体の働きをコントロールしています。

ですから、自律神経が衰えてしまうと、音を聞く、味わう、香りを嗅ぐなどの五感もどんどんマヒしてしまいます。

そして、五感が鈍ってくると、見たり聞いたりして働くはずの脳も、どんどん衰えてしまうのです。

自律神経が乱れているのに、気づいていない例をあげてみましょう。

①手や足の先が、氷のようにいつも冷たいのに、「自分は冷え性だ」という自覚がない。

②ぶつけたり転んだりしても痛みを感じず、しょっちゅう知らない間に青あざができている。

③紙を見ることの、何百倍もの負担がかかるパソコンを、休憩なしで何時間でも見ていられる。

④最後に大きな声で笑ったり泣いたりしたのがいつのことか、覚えていない。

思い当たることがある人も、少なくないのではないでしょうか。

五感と自律神経は密接な関係がありますから、五感を鍛えることは自律神経を整えることにつながります。

五感を鍛えるためには、なにか特別なことをする必要はありません。

いつもの通勤の道でも、街路樹に目を向けて「きれいだな」と思う、また、休憩で入ったカフェのＢＧＭを「誰が歌っているのだろう」と、考えてみるなどでいいのです。**普段、気にしないものに意識を向けるだけで、少しずつ五感は研ぎすまされていきます。**

頭皮マッサージで脳と耳の機能をアップ

頭には、耳によいツボが数多くあります。

なかでも、左右の耳の上端を結んだ、真ん中にある**「百会《ひゃくえ》」**は、自律神経のバランスを整えるのに効果的なツボです。

気づいたときに、こまめに押すようにするといいでしょう。

また、ツボだけでなく、頭皮をまんべんなくマッサージすると、頭を通る多くの経絡を刺激でき、内臓の活性化につながります。

毛先がとがっていないヘアブラシがあれば、トントンと頭皮を叩くのもいいでしょう。

頭のマッサージやブラシでのタッピングは、経絡への刺激だけでなく、頭の血行を促しますから、耳まわりの細胞に酸素が届きます。

さらに、脳への血流もアップするので、自律神経を司る、視床下部の働きが改善されるのです。

1回の目安として、1分くらい行ってください。

気づいたらリンパの流れも促そう

最後にもう一つ、経絡の流れとあわせて、リンパ液の流れも促す方法をご紹介しましょう。

内耳の蝸牛の中は、リンパ液で満たされています。

自律神経の乱れなどの、何らかの理由で、このリンパ液の出し入れのバランスが崩れると、蝸牛が正常な機能を維持できなくなり、聞こえが悪くなることがあります。

そのため、全身のリンパの流れを促すことも、難聴改善の一つであると考えられるのです。

まず、握りこぶしをつくり、腕と足を優しくタッピングしましょう。

タッピングは、腕と足の先から、体の中心に向かって行うと、リンパの流れを促すことができます。

腕、足、ともに表と裏、両方行ってください。

第４章でご紹介した「スプーン熱針療法」の、温めたスプーンの丸い部分を使ってもよいでしょう。

トントンと叩く以外に、腕と足の先から、体の中心に向かってもみほぐす方法もいいでしょう。

このとき、耳の健康に大きな影響を及ぼす、膀胱《ぼうこう》の経絡上にある、次の4つのツボを意識して押すようにしてください。

1、承山（しょうざん）

ふくらはぎの中心線上で、アキレス腱が筋肉に変わったところにあるツボです。

2、委中（いちゅう）

ひざの裏の横シワの少し下にあるツボです。

3、殷門（いんもん）

ひざの裏の横シワと、お尻と太ももの境目を結んだ線の、中央にあるツボです。

4、承扶（しょうふ）

お尻と太ももの境目のシワ、中央にあるツボです。

お尻を持ち上げるように押すと、骨に当たる位置にあります。

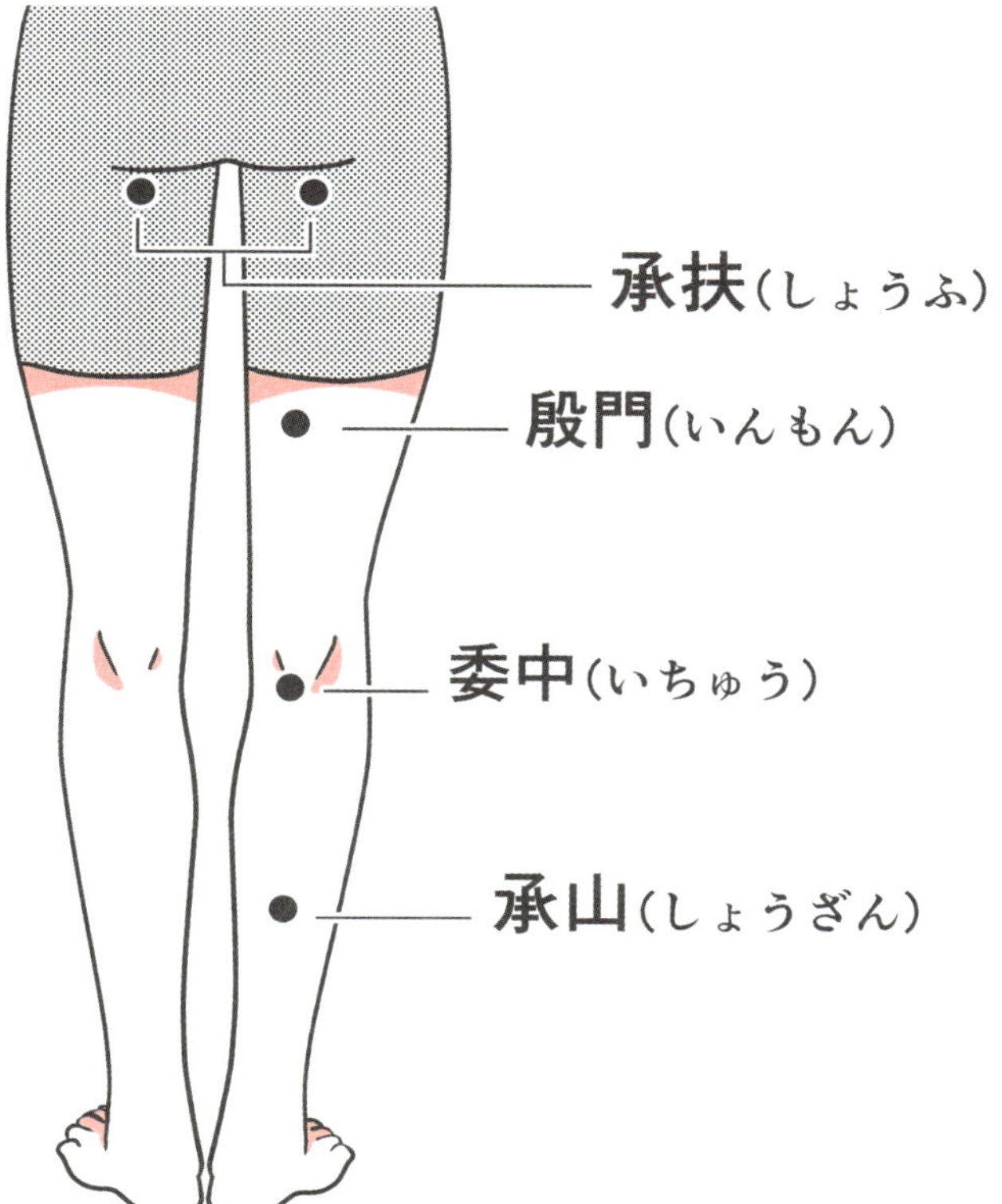
承扶（しょうふ）
殷門（いんもん）
委中（いちゅう）
承山（しょうざん）

第6章

耳がよくなると人生がよくなる

ちょっとした習慣で耳がよくなる

私の運営する治療院では、最初に来院されたときに、その方の生活状態を詳しく聞きます。

何時に起きて、何時に寝るか。

どんな仕事で、何時間働いているか。

普段、よく食べるもの。

朝シャワー派か、夜お風呂に入るか。

そして、家族関係や、最近あった出来事まで、差し障りのない範囲で細かくたずねるのです。

なぜなら、**生活習慣は、耳の状態と深いかかわりがある**からです。

耳のトラブルは、あなたの体が「生活習慣を変えてくれ」と訴えているサインです。

また、「難聴は治らないから仕方ない……」と、あきらめてしまうのは、必要な栄養や酸素が巡らない、ほかの生活習慣病にかかりやすい体にしてしまうことでもあるのです。

耳のために生活習慣を整えることは、体全体を健康に導き、病気からぐんと遠ざかることにつながります。

また、生活習慣がよくなれば、治療やエクササイズの効果もアップしますから、耳の問題も解消しやすくなります。

本章では、私が「これはやってほしい」と考える、耳がよくなるために効果的な生活習慣を、ご紹介します。

「耳に悪い」とは知らないまま、行っていることもあるでしょう。

また、よくいわれているけれど、当たり前すぎで、「そんなことを変えたからって、健康になるの？」と思うものもあるかもしれません。

しかし**健康とは、なにか特別なことをしなければ手に入らないものではありません。**
自分でできる、小さなことの積み重ねが、しっかりした体の土台をつくるのです。

食費の節約はよく考えて

私が多くの人の話を聞いてきた中で、一番に改善してほしいと思うのが**食習慣**です。

最近では、子どもから大人まで、年齢に関係なく、食生活が乱れています。

とくに、食費を節約しようと、ワンコインで食べられるお弁当やお惣菜、ファーストフードやインスタント食品などばかり食べている人が、とても多いのです。

また、幼いころから耳が悪くなる子どもは、親が料理をつくらず、コンビニ食品や菓子パンばかり与えている例がよく見受けられます。

「安いから悪い」といっているのではありません。

高価なものを買わなくても、体にいい食べものはほかにいくらでもあります。

たとえば、旬の時期であれば100円で、大根1本、キャベツ丸ごと、玉ねぎ数個が手に入ります。

一人なら、1回では食べきれない量ではないでしょうか。

おにぎり一つやレトルトのカレーを買うより安いはずです。


なにが体によくて、なにがよくないか。

知ってから選ぶことが大切なのです。


人間の体は食べたものからつくられています。

食べ物から取り入れる栄養がなければ、耳が聞こえづらくなるだけでなく、髪の毛は抜け落ち、肌はボロボロ、内臓がしっかり働けず、さまざまな病気にかかる可能性がぐっと高くなります。

私たちは自然の恵みをいただいて、体を生かすようにつくられています。計算された栄養を、サプリメントから摂取しても、健康にはなりません。野菜を中心とした、大地から生み出されたものには、まだ解明されていない、人間に必要な栄養素がたくさん含まれているといわれています。

人工的につくられたものばかりでなく、こうした食材を中心に考えてほしいのです。

私はよく、鶏肉と野菜の煮込みを、大量につくり、数日はそれを食べて過ごします。そのままスープとしても食べますし、ご飯やうどんを入れることもあります。飽きたら、味噌やしょうゆなどで味を変えてもいいでしょう。野菜と鶏肉だけ取り出して、オーブンで焼くこともできるはずです。

工夫次第でいくらでも、お金をかけずに、体にいい食事をすることができます。便利さを優先しすぎて、体に必要な栄養を得ずに、反対に不要な化学合成物質をたっぷり取り入れて、体に負担をかけることのないようにしてほしいのです。

鉄、タンパク質の不足は貧血、難聴の原因に！

「野菜をたっぷり食べましょう」

というのは、どんな健康法でもいわれていることですね。

しかし、そればかりに偏ってもいけません。

これは若い女性に多いのですが、「とにかく野菜を食べればいい」とばかりに、毎食必ずサラダを先に食べ、生野菜でお腹がいっぱいになってほかのものが食べられず、栄養不足になることが、よくあります。

体をつくる栄養素には、野菜や果物以外にも、タンパク質、炭水化物、脂肪があります。

とくに女性は、タンパク質と鉄の不足で貧血になりがちです。

鉄欠乏性貧血になると、血液の働きで最も重要な、細胞に酸素を運搬する力が衰えます。

酸素を運ぶ働きは、赤血球にある血色素であるヘモグロビンが司っていますが、このヘモグロビンは、鉄とタンパク質がないとつくられないのです。

歩くと息切れがする、疲れやすいなどの、貧血の症状がある人は、耳の細胞にも、十分な酸素が届いていない可能性が高いので、注意が必要です。

体に最も吸収されやすいヘム鉄は、牛肉、カツオ、卵などのほか、アサリやしじみ、海苔などにも多く含まれます。

こうした動物性タンパク質の食品は、効率よくタンパク質と鉄分を摂取することができますから、毎食、少しずつでも取り入れるようにしましょう。

音楽を聴いたら耳を休ませる

「難聴になりたくないけれど、音楽は聞きたい」

そう考える人は少なくないはずです。

人間は、脳の働きにより、聞きたくない音、必要でない音は無視して、好きな音だけ聞くことができます。

でもそれは、あくまでも、まわりがあまりにもうるさすぎない場所であることが条件です。

たとえ、イヤフォンを使っていても、電車の騒音があまりにもうるさければ、音楽のボリュームをアップしなければ、聞くことができません。

私たちは、聞きたい音とまわりの騒音の差が、20dB以下だと聞き取りづらくなります。たとえば、電車の動く音が60dBあるとすると、80dB以上の音でないと、音楽を楽しむことができないのです。

ですから、通勤電車の中で音楽を聞くことを日課にしている人は、あまりにも音を大きくしないと聞こえないようであれば、**聞く場所を変えたほうがいい**といえるのです。

駅まで歩く道のりや、休憩時間などに楽しむのもいいでしょう。

また、電車の中では本を読み、音楽は家で聞くのもいいかもしれません。

そしてときには、耳を休ませてあげる時間も必要です。

毎日、通勤時間に音楽を聞いているのなら、週末は、散歩をしたり体を動かしたりと、別のことをして楽しむ。

また、コンサートやイベントなどで、大きな音を聞いた翌日に、耳がキーンとなったり、詰まったような感じになったりすることもあります。

多くの場合は、翌日には回復しますので、**「耳を酷使したな」と思ったら、数日は休ませてあげましょう。**

夜更かしは難聴のもと

忙しい現代では、夜更かしや寝不足は「当たり前」といった風潮が蔓延しています。

そして、睡眠不足を、気合いで乗り切ったり、週末に寝だめしたりしていると、どんどん、耳の状態は悪くなります。

なぜなら、**生活リズムの乱れは、自律神経のバランスを崩す**からです。

自律神経には、**交感神経**と**副交感神経**の2つがあります。

人間の体は、昼間は活動するために交感神経が、そして夜は、体を休め回復するために、副交感神経が活発になります。

ところが、夜更かしや不規則な生活を続けると、この2つの神経のバランスが乱れます。

自律神経が衰えると、耳に悪影響を及ぼすのは、何度もお話しした通りです。

また、夜遅くまで起きていると、細胞や組織の再生を促す、成長ホルモンの分泌が阻害されることがわかっています。

音楽や騒音などでダメージを受けたり、血流が悪くて栄養不足になったりした耳まわりの細胞が、夜更かしをすると回復しづらくなり、少しずつ弱っていく原因になってしまいます。

成長ホルモンは、寝ている間しか分泌されません。

また、眠りについた直後の、深い睡眠のときしか分泌されないうえに、夜中の3時以降はつくられないため、12時前には寝ていないと、その恩恵を受けることができないのです。

よく、「健康のためには12時前には寝るように」といわれますが、それにはこんな理由もあったのです。

寝る前に深呼吸をすると熟睡できる

「じゃあ、明日から早く寝よう」

と思ったとしても、夜更かしが習慣になっていたら、そう簡単には寝付くことはできないでしょう。

そんなときは、ベッドに横になって、お腹にゆっくりと息を吸い込む**「腹式呼吸」**で、深呼吸をしてみましょう。

呼吸のポイントは、まず、**口から思いっきり息を吐き出しておく**こと。

次に、**鼻からゆっくりと、肺、脇、背中、そしてお腹が膨らむように息を吸い込みます。**

「もう、これ以上吸えない」

というところまで、吸い込んだら、ゆっくりと口から吐き出します。

これを20回、繰り返してください。

治療院に来る患者さんに教えると、

「いつも20回までいかずに眠っている」

「普段と比べて熟睡できる」

といわれます。


人間はイライラしたり、緊張したりしていると呼吸が浅くなります。

ゆったりと深呼吸をすることで、副交感神経が活発になりリラックスできるので、よく眠れるようになります。

そして、細胞のすみずみまで、酸素が行き渡ることで、眠っている間に効果的に、耳や全身の疲労を回復できるのです。


腹式呼吸というのは、肋骨《ろっこつ》を広げて胸に吸い込んだ空気が、いっぱいになって横隔膜を押し下げ、内臓を押し出すことでお腹が膨らむ呼吸です。

息をたっぷり吸い込み、横隔膜を動かすことで、内臓のマッサージにもなりますから、胃腸の働きを活性化する効果も期待できるのです。

夏でもお風呂で体を温める

日本人は「お風呂好き」といわれますが、夏は「暑いからシャワーだけ」という人が、多いようです。

しかし、**「耳をよくしよう」と思うなら、夏でもしっかり、湯船に浸かってほしいのです。**

日本の夏は、外を歩くときは、湿気が多く蒸し暑いのに、電車やお店の中では強烈に冷房が効いています。

こうして温度や湿度の差が激しい環境は、体にストレスを与え、自律神経のバランスを乱します。

また、「暑いから」冷房をつけっぱなしにして、体が冷えていることが少なくありません。

ゆっくりとお風呂で温まることで、血行を促し、自律神経を整えることができるのです。


ただし、お風呂に入るときに気をつけてほしいのが、**お湯の温度を38〜40度の、ぬるめにする**ということです。

日本人は熱いお湯が好きなので、温度を高くしがちです。

しかし、42度以上になると交感神経を刺激するので、夜の入浴の場合、リラックスできず、眠りにつきにくくなります。

反対に、目覚めのシャワーは、熱めの温度にすると、スッキリと目が覚めますので、うまく活用するとよいでしょう。

ジムに行くより、こまめに動く

第4章でご紹介した、「エア縄跳び」は、特別な器具や、広い場所がなくてもできる、効率的に循環をよくする、究極のエクササイズです。

しかし、「エア縄跳び」をしているからといって、休日は家でゴロゴロしてばかり、また、駅の階段は登らずエスカレーター、近所のコンビニにいくにも車を使うなど、体を動かさずにいたら、せっかくのエクササイズの効果も限定されてしまいます。

日本人は、まだまだ世界的に見ても長寿ですが、それでも、他の国に追いつかれるようになってきたのは、食事の西洋化に加え、便利な機械がどんどん生まれて、家事労働と、日常の歩く時間が極端に少なくなったからだという説もあります。

日ごろのなにげない活動は、皆さんが考えるより、はるかに体にいい影響をもたら

します。


「運動しなきゃ」

「体を動かさないと……」

と、無理してジムに行く必要はありません。

イヤイヤ体を動かすのは、体、そして気持ちのためにもよくありません。

朝起きてから夜寝るまでに、こまめに体を動かすほうが、体の負担や、ストレスも少ないのです。


ゴミがたまったら、捨てにいく。

ホコリが目についたら掃除する。

天気がいい日は布団を干す。

新聞は配達してもらわずに、毎日買いに行く。


こんなちょっとした動きでも、積み重なれば、ジムでの30分のエクササイズくらいにはなるはずです。

「体を大切にする」のは、動かないでじっとしていることではありません。
駅では必ず階段をのぼるなど、普段の活動量を増やすように心がけましょう。

寝る前にメールチェックしない、携帯を見ない

私たちの生活に、欠かせなくなっているのが、携帯電話やスマートフォン、そしてタブレットやパソコンなどの電子機器です。

仕事中はパソコンばかり使う、そして、行き帰りの電車のなかでは、スマートフォンでメールや情報をチェック。

家に帰ってきても、なんとなく寝るまでスマートフォンやタブレットを見続けてしまう。

とくに20代から40代の人たちは、そんな生活をしている人も、少なくないでしょう。

しかし、耳を少しでもよくしようと思ったら、どうしても必要でない限り、家に帰ってからの、スマートフォンやパソコンはやめてほしいのです。

なぜなら、スマートフォンなどから発するブルーライトは、脳内で発する、眠気を誘うホルモンである、メラトニンの生成を抑制してしまうからです。

また、こうした電子機器から発する光は、交感神経ばかりを高ぶらせ、自律神経のバランスを乱します。

寝る前2~3時間は、スマートフォンやパソコンの画面を開かずに過ごしましょう。

その代わりに、ゆっくり湯船につかる、音楽を聞く、本を読むなどをして、副交感神経を活発にしてください。

公園で小鳥の鳴き声に耳をすまそう

耳の働きに欠かせない、自律神経の状態は、五感を刺激することによって、整えられるとお話ししました。

普段の生活の中でも、五感を磨くことはできますが、**休日など時間があるときには、自然のある場所に出かけていきましょう。**

木々のざわめきや、小鳥のさえずり、川の流れる音など、自然のつくり出す音には、人間には「音」として感知できない、**高周波の音**が含まれています。

その高周波の音が、人間の脳の奥の、脳幹や視床などの部位を活性化することがわかっています。

こうした脳の基本的な働きを受け持つ部位が活発になれば、当然、耳にもよい影響がでます。

また、高周波の音は、美や快感を司る、前頭前野《ぜんとうぜんや》などにも働きかけることがわかっています。

私たちが、自然のなかに出かけると、癒されて気持ちがよくなるのには、こんな理由があったのです。

必ずしも、山や川に出かけなくても大丈夫です。

家の近くの公園だって、緑や池があり、鳥などの声が聞こえるはず。

身の回りの自然に触れて脳を活性化し、耳や体の不調を遠ざけましょう。

あとがき

私の運営する治療院には、毎日、全国から、

「お医者さんに、難聴は治らないっていわれてしまったんです」
「治療を受けてもよくならない」

という人が、朝7時から夜の8時まで、
途切れることなく駆け込んできます。

将来に絶望し、家族と話もしなくなっていた人たちが、
聞こえるようになったことで、もう一度人生に希望を取り戻し、
イキイキと日々を送る姿を見るのが、私はこの上なくうれしいのです。

耳は24時間働き、戦っています。
私も微力ながら、この難聴改善法に取り組み、

「聞こえの悪さ」と、日々戦っているのです。

私たちの体は、年齢とともに、ただ老いていくばかりではありません。
何歳になっても、多少スピードは遅くなっても、
体は毎日、疲れを癒し、修復を繰り返します。

また脳も、聞く、見るなどの五感の刺激などから、
死ぬまでアップデートされ続けます。

人間の体には、素晴らしい可能性が秘められています。
私たちの体に備わった、自然治癒力は、ときには科学を超えることがあります。

そうした自分の体を信じず、「悪くなったものはよくならない」と
あきらめてしまうのは、非常にもったいないことだと思っています。

25年もの間、ほとんど聞こえていなかった60代の女性は、
2年の治療で聞こえるようになったとき、

「これまで、25年間ずっと耳栓をしていたのと同じだったのですね」

と、涙を流しました。

10年以上補聴器を使っていた50代の男性は、
あるとき私と普通に会話ができるので、
治療室に補聴器を忘れていってしまいました。

大切に扱えば、必ず体は応えてくれます。

幸せの第一歩は、音が聞こえ、まわりの人と会話ができる「あたりまえ」の生活です。
いろいろな音や言葉を、自然にキャッチしてこそ、喜怒哀楽が生まれます。

聞こえる力を取り戻すことで、
人生に刻みこまれる**貴聴**で、
大きな幸せを取り戻していただければと願っています。

今野 清志（こんの・せいし）　日本リバース院長

１９５３年、宮城県本吉郡で軍人の父と小学校教師の母親のもとに生まれる。

困っている人たちを見過ごせない父親は、毎日、人助けに明け暮れていた。

ついには知人の借金の保証人になり、所有していた木材加工工場などすべてを失ってしまう。

家にはお金を入れず、酒乱気味だった父だが、人望が厚く、
亡くなったとき町で一番多くの人たちが葬式に集まった。

著者はこの父親の生き方を見て、「人の役に立つ」人生を選択する。

そんな父親をあらゆる面で「超えたい」と体を鍛え、中学では柔道で東北大会のチャンピオンとなる。

高校時代も宮城県で１位となったが、高校２年のとき練習のしすぎでヘルニアになり、泣く泣く柔道を断念。

代わりに勉強に励み、中央大学法学部入学。

在学中は、海外文学に親しみ、演劇を目指したり、政治家を目指したりと、たくさんの可能性を探る。

卒業後、予定していた演劇留学がキャンセルとなり、さまざまな運命の偶然から、
慈恵医大のアイソトープ科に出向して医学を学ぶ。

当時日本で初めてのＲＩの血液検査を紹介しながら各科の医師との交流を深め、
患者を救うには予防医学が最も大切だということに開眼。

薬を使わない治療法の確立を、ライフワークとするようになった。

そして、中医学に出会い中国に渡り、
中国北京国際針灸倍訓中心結業・中国中医研究院で研修などを行う（現在提携院）。

30代から東中野・赤羽・銀座・日本橋などに整体治療院を開業。

現在は日本橋茅場町本院と東中野分院に開業。

日本リバース院長　目と耳の美容室院長　目と耳の美容学院学院長
ベストセラー『目は１分でよくなる！』（自由国民社）他、著書多数。

出版プロデュース：
株式会社天才工場 吉田 浩
編集協力：塩尻 朋子
本文イラストレーション：松野 実

耳《みみ》は1分《いっぷん》でよくなる！
薬も手術もいらない奇跡の聴力回復法

二〇一五年（平成二十七年）八月二日　初版第一刷発行
二〇一五年（平成二十七年）九月十九日　初版第七刷発行

著　者　今野 清志
発行者　伊藤 滋
発行所　株式会社自由国民社
東京都豊島区高田三―一〇―一一
〒一七一―〇〇三三 http://www.jiyu.co.jp/
振替〇〇一〇〇―六―一八九〇〇九
電話〇三―六二三三―〇七八一（代表）
カバー画　さわたり しげお
造　本　ＪＫ
印刷所　新灯印刷株式会社
製本所　新風製本株式会社